T0135399

V&Runipress

Medizin und Kulturwissenschaft
Bonner Beiträge zur Geschichte, Anthropologie
und Ethik der Medizin

Band 6

Herausgegeben von

Heinz Schott und Walter Bruchhausen

Walter Bruchhausen / Hans-Georg Hofer (Hg.)

Ärztliches Ethos im Kontext

Historische, phänomenologische und
didaktische Analysen

V&R unipress

Bonn University Press

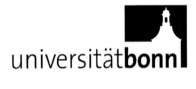

„Dieses Hardcover wurde
auf FSC-zertifiziertem
Papier gedruckt. FSC (Forest
Stewardship Council)
ist eine nichtstaatliche,
gemeinnützige
Organisation, die sich
für eine ökologische und
sozialverantwortliche
Nutzung der Wälder
unserer Erde einsetzt."

Bibliografische Information der Deutschen Nationalbibliothek

Die Deutsche Nationalbibliothek verzeichnet diese Publikation in der Deutschen
Nationalbibliografie; detaillierte bibliografische Daten sind im Internet über
http://dnb.d-nb.de abrufbar.

ISBN 978-3-89971-589-7

Veröffentlichungen der Bonn University Press
erscheinen im Verlag V&R unipress GmbH.

Druck und Bindung: CPI Buch Bücher.de GmbH, Birkach

Gedruckt auf alterungsbeständigem Papier.

Inhalt

Im Fokus: Ärztliches Ethos

»Ärztliche Ethik im Abseits?« und »Ärztliches Ethos im Wandel – Historische Perspektiven« waren die vielleicht etwas provozierenden Titel zweier Vortragsreihen des Medizinhistorischen Instituts in Zusammenarbeit mit dem Studium Universale der Universität Bonn.[1] Provozierend möglicherweise deshalb, weil sie gewohnte Vorannahmen in Frage stellen: Steht denn nicht durch die jüngste Hochkonjunktur der Medizinethik diese Thematik stärker im Mittelpunkt denn je zuvor? Und beinhaltet nicht der ärztliche Beruf einen Kern ethischer Verpflichtungen, der die Zeiten überdauert? Beides soll nicht bestritten werden, aber aus den Erfahrungen in Lehre und Forschung erschien es doch wichtig, auf einige blinde Flecken und bislang zu wenig beachtete Problematiken hinzuweisen, die das ärztliche Ethos als in der Persönlichkeit verankerte Disposition in seinem Verhältnis zu verschiedenen äußeren Einflussfaktoren betreffen. Eine solche Frage ist, will man ihre Relevanz und Reichweite erfassen, unserer Auffassung nach auf verschiedenen Ebenen anzusprechen und zu differenzieren, nämlich auf der individuell-existenziellen wie der intersubjektiv-normativen Ebene, in der historischen Perspektive wie der von Ausbildung einer Arztpersönlichkeit heute. Zu fragen wäre hierbei etwa: Was bewegte Ärzte[2] in verschiedenen Zeiten und Bereichen, somit in unterschiedlichen politischen, sozialen und kulturellen Konstellationen in ihrem Handeln? Welchen sich häufig wandelnden Erwartungen von Seiten der Patienten, aber auch aus dem eigenen Stand sahen sie sich ausgesetzt? Was heißt es, über ethische Verpflichtungen des Arztberufs im Horizont der Ge-

---

1 Veranstaltet im WS 2003/04 und WS 2007/08.
2 Aus Gründen der Lesbarkeit und bestimmter etablierter Sprechweisen – »Ärzteschaft« oder »ärztlich« meint, sofern gegeben, immer auch Ärztinnen – wird statt »Ärztinnen und Ärzte« bzw. »Patientinnen und Patienten« im Folgenden nur die männliche Sprachform, in Singular oder Plural sowie in Zusammensetzungen, verwendet. Gerade für solche historischen Kontexte wie das 19. Jahrhundert oder den Nationalsozialismus wäre die zusätzliche weibliche Berufsbezeichnung zudem unzutreffend oder angesichts der Zahlenverhältnisse merkwürdig anmutend.

genwartsmedizin zu sprechen? Welchen möglichen Defiziten in diesem Bereich
muss sich ärztliche Ausbildung heute und in Zukunft stellen?

Eine kurze Klarstellung zum Begriff »ärztliches Ethos« scheint dabei geboten:
Er hat zwangsläufig den Beigeschmack von professionspolitischem Dominanz-
streben in einer Zeit, in der die erforderliche Kooperation und Delegation im
Gesundheitswesen und die Akademisierung weiterer Berufsgruppen doch so wie
noch nie zuvor das Ethos aller Gesundheitsberufe in den Blick rückt. »Health care
ethics«, in denen einer der Herausgeber einst einen Abschluss machte, muss
selbstverständlich ein übergreifender Diskussionsrahmen bleiben und vielleicht
noch mehr werden. Aber gerade wenn z. B. »nursing ethics« als neues Feld seine
berechtigte Bedeutung gewinnt, kommt es umso mehr darauf an, dass auch die
spezifisch ärztlichen Herausforderungen und Gefährdungen angemessen thematisiert werden. Mit möglichst allgemeinen, alles und jeden abdeckenden Aussagen
ist zumeist wenig gewonnen. Es kommt auf konkrete und differenzierte Analysen
an, und um solche zu ermöglichen, konzentriert sich dieser Sammelband, einer
ärztlichen Ausbildungsstätte entstammend, auf den Arztberuf. Die in diesem Band
versammelten Beiträge leisten eine solche Analyse an jeweils unterschiedlichen
Beispielen und unter Wahrung jeweils unterschiedlicher Herangehensweisen und
Erkenntnisinteressen. Bevor diese im Einzelnen vorgestellt werden, soll zunächst
aber jene These etwas breiter entfaltet werden, die den Vortragsreihen insgesamt
zugrunde lag. Auch wenn vielleicht nicht alle Autoren des Bandes deren Stoß-
richtung und Implikationen teilen, war sie doch der Ausgangspunkt dafür, mit den
eingeladenen Vorträgen und Beiträgen einen weniger üblichen Blick auf Fragen
des ärztlichen Ethos werfen zu können.

Die Vernachlässigung des Unspektakulären

In den vergangenen Jahren hat – mit einigem Rückstand gegenüber den USA –
auch Deutschland einen Ethik-Boom erlebt. Dieser zeigt sich in erster Linie in
entsprechenden öffentlichen Debatten und Gremien, in neuen Lehrstühlen und
Instituten (oder zumindest neuen Bezeichnungen dafür) sowie in einer Vielzahl
von Forschungsprojekten und Publikationen. Als Begründung für diese Hochkonjunktur des Ethik-Begriffs sind zwei Veränderungen in geradezu stereotyper
Form gehandelt worden, nämlich neue technische Möglichkeiten und ein tief
greifender gesellschaftlicher Wertewandel. In der Medizin können sich – abgesehen vom Fundamentalvorwurf der »Iatrogenesis«, demzufolge Medikalisierung
tendenziell mehr Schaden als Nutzen bringt[3] – neue Technologien in ethischer

---

3 Illich, Ivan: Die Nemesis der Medizin. Die Kritik der Medikalisierung des Lebens, 4. Auflage
  München 1995.

Hinsicht besonders auf zwei Weisen »störend« auswirken: Zum einen lassen sie Grenzen der Finanzierbarkeit erkennen, denn das technisch Mögliche wird selbst bei gerechter und effektiver Mittelverwaltung nicht allen in vollem Umfang zur Verfügung stehen können – was es, legt man globale und historische Maßstäbe an, ohnehin nie auch nur ansatzweise getan hat. Zum anderen ist die Anwendung vieler neuer Technologien in Konflikt mit bisher gültigen moralischen Normen geraten, wofür einige der Debatten zu Fragen am Lebensanfang und Lebensende bekannte Beispiele darstellen. Genannt seien hier Hirntod und Organtransplantation, Präimplantationsdiagnostik und embryonale Stammzellforschung.

Diese Themen haben die öffentliche und die akademische Diskussion bestimmt, da sie eine grundsätzliche Anfrage an das Menschenbild unserer Gesellschaft darstellen. Aus gutem Grunde hat sich hier auch die Ärzteschaft engagiert. Man kann und darf von Ärzten erwarten, hierzu eine verantwortlich entwickelte Position zu haben, die hinsichtlich ihres Wissensstands und ihrer Reflexionstiefe über diejenige von medizinischen Laien hinausgeht. Aber es sind zugleich Themen, die einer großen Mehrheit von Ärzten in ihrer alltäglichen Arbeit nicht begegnen. Das empfinden schon Medizinstudierende, wie unsere Erfahrungen mit Seminarangeboten auf freiwilliger Basis zeigten. Wenn, von einzelnen Studierenden selbst gewünscht, Themen wie »Ethische Probleme am Lebensanfang« angeboten wurden, kamen die Seminare aus Mangel an Teilnehmenden häufig nicht zustande. Daneben gibt es jedoch Themen, die in der medizinethischen Diskussion vernachlässigt wurden, aber für Ärzte wie für Patienten Tag für Tag von zentraler Bedeutung sind und auch von Medizinstudierenden stark nachgefragt werden. Zu diesen zählt das ärztliche Berufsethos, wie es sich in den Fragen von Ärztestand und Gesellschaft, von ärztlichem Gespräch einschließlich der Kommunikation am Lebensende, von Arzt-Patient-Beziehung unter hinderlichen Rahmenbedingungen oder von ärztlicher Ausbildung zeigt.

Dass diese auf den Arzt und seine Beziehung zum Patienten bezogenen Fragen in der akademischen Bioethik weniger Konjunktur haben,[4] hat eine Reihe von Gründen. Medizinethik ist zu einem Oberbegriff für ungewöhnlich vielfältige Anliegen geworden, worunter sich philosophische Fachinteressen ebenso finden wie standespolitisch motivierte Stellungnahmen der Ärzteschaft und Klagen von

---

4 Weithin beachtete Ausnahmen davon bilden vor allem drei prominente Ärzte: der Arzt und Medizinethiker Edmund D. Pellegrino ([Hg]: Ethics, trust, and the professions. Philosophical and cultural aspects. Washington DC 1991; vgl. den Veranstaltungsbericht Stüber, Christiane: »Ärztliche Freiheit und Berufsethos« — Hängen ärztliche Berufsfreiheit und ärztliches Berufsethos zusammen?, in: Ethik in der Medizin 17 [2005] 57–60; Thomas, Hans [Hg.]: Ärztliche Freiheit und Berufsethos. Dettelbach 2005); der Kardiologe und (für die IPPNW) Friedensnobelpreisträger Bernard Lown (Die verlorene Kunst des Heilens. Anstiftung zum Umdenken. Stuttgart 2004) und der Psychiater Klaus Dörner (Der gute Arzt. Lehrbuch der ärztlichen Grundhaltung. Stuttgart 2001).

Betroffenen, die unter skandalösem Verhalten oder sozial unausgeglichenen Sparmaßnahmen zu leiden haben.[5] In der bioethischen Fachdiskussion dominieren häufig spektakuläre Fragen neuer Möglichkeiten, die gerne auf Dilemma-Situationen zugespitzt werden. Der historische und systematische Ausgangspunkt (fast) aller Medizinethik geriet dabei zunehmend in den Hintergrund, nämlich die Frage nach den Grundlagen ärztlichen Verhaltens, wie sie sich zunächst in Situationen des Normalen und Alltäglichen, aber auch des Unvorhergesehenen zeigen. Diese Vernachlässigung des Unspektakulären entsteht durch historische Studien, die – völlig zu Recht und in verdienstvoller Weise – nach Ausmaß und Art der Schuld der Ärzteschaft in der Technisierung des Heilens, im Kolonialimperialismus, im Humanexperiment oder in der nationalsozialistischen Gesundheitspolitik fragen, ebenso wie durch die angesprochenen medizinethischen Debatten, in denen es häufig um Grenzsituationen geht. Doch woher kommen die Maßstäbe, mit denen solche extremen Fälle zu beurteilen sind? Hilft es hier wirklich weiter, von abstrakten Idealen auszugehen, oder bedarf es nicht vielmehr des genauen Blicks darauf, was von Ärzten gewöhnlich zu leisten ist und sinnvoller Weise erwartet werden kann?

Solche Fragen und Überlegungen sollen keineswegs als eine Entschuldigung für unmoralisches, ja verbrecherisches Handeln durch Ärzte dienen. Es gab in allen solchen Situationen für schuldig gewordene Ärzte die Möglichkeit, durch eine Orientierung an anderen moralischen Werten und Normen, wie sie jede Zeit und Gesellschaft bietet, anders zu entscheiden. Aus diesem Grund haben etwa neuere Untersuchungen zur Medizin im Nationalsozialismus und zur universitären Vergangenheitspolitik nach 1945 den Begriff des »Handlungsspielraums« mit in den Mittelpunkt ihrer Analyse gerückt.[6] Die Überlegungen wollen auch nicht mit platter Empirie, im Sinne eines empiri(sti)schen Fehlschlusses vom üblichen auf das richtige Verhalten zurück schließen. Aber es geht darum, dass an die Stelle bloß unterstellter Motive, warum Ärzte auf eine bestimmte Weise handeln, die tatsächliche Vielfalt möglicher Faktoren in den Blick kommt.

Neuere biographiegeschichtliche Studien, die sich von traditionellen Sichtweisen mit einem eindimensionalen Persönlichkeitsbegriff und nicht selten hagiographisch verklärten Zugängen absetzen, haben hierzu wertvolle Einsichten vermittelt.[7] Die (historische) Persönlichkeit eines Arztes mitsamt ihrer kognitiven

---

5 Bruchhausen, Walter: Die vielen Bedeutungen des »Ethischen« in der Medizin, in: Scheidewege. Jahresschrift für skeptisches Denken 38 (2008/2009) 59–73.
6 Beispiele dafür in Oehler-Klein, Sigrid/Roelcke, Volker (Hg): Vergangenheitspolitik in der universitären Medizin nach 1945. Institutionelle und individuelle Strategien im Umgang mit dem Nationalsozialismus. Stuttgart 2007.
7 Einen guten Überblick über neuere Ansätze und Erkenntnisse medizinhistorischer Biographieforschung offeriert Gradmann, Christoph: Jenseits der biographischen Illusion? Neuere

Verfasstheit, ihren moralischen Ressourcen, sozialen Beziehungen und habituellen Verhaltensrepertoires ist kein »natürliches Objekt«, das isoliert betrachtet und kohärent abgebildet werden könnte; vielmehr ist es wichtig, sich auf die vielschichtigen, häufig auch widersprüchlichen Dimensionen und Facetten einer Persönlichkeit einzulassen und sie als heterogenes Kontinuum von inneren (subjektiven, individuellen) und äußeren (sozialen, politischen, gesellschaftlichen) Einflussfaktoren zu analysieren.[8] An jeweils unterschiedlichen Beispielen ärztlichen Argumentierens und Verhaltens bieten die Beiträge dieses Bandes ähnliche Differenzierungen an.

Historische Reflexion und Tiefenschärfe

Stefan Schulz, Privatdozent für Geschichte und Ethik an der Universität Bochum und Leiter der dortigen Medizinhistorischen Sammlung, eröffnet den Reigen der historischen Beiträge mit einer Studie über die »schwere Geburt« im späten 18. und frühen 19. Jahrhundert. Schulz zeigt am Beispiel Wiener geburtshilflicher Lehrer auf, wie stark in diesem Zeitraum die argumentativen Strategien und Handlungsmaximen von den jeweiligen gesundheitspolitischen Strukturen und obrigkeitsstaatlichen Ordnungsvorstellungen geprägt waren. Im zweiten Drittel des 19. Jahrhunderts dominierte ein christlich-theologischer Denkstil, der auf ein einflussreiches Gutachten Pariser Theologen zurückging und in dessen Mittelpunkt ein absolutes Tötungsverbot stand. In der geburtshilflichen Praxis resultierte dies in einem abwartenden Verhalten, dem nicht das Motiv des Unterlassens, sondern des Geschehenlassens zugrundelag. Allerdings wurden angesichts der medizinischen Unsicherheiten stets auch Versuche unternommen, innerhalb dieses Wahrnehmungs- und Wertungsrahmens normative Akzentsetzungen zu verschieben oder anders zu interpretieren. In den 1780er Jahren brachten die Strukturreformen unter Joseph II. auch für die Medizinische Fakultät einen Wandel, der sich vor allem in einer Aufwertung der klinischen Praxis zeigte. Von Seiten des Staates wurde der Nutzen der Geburtshilfe für die Bevölkerungsentwicklung erkannt. Im Zuge dessen schwächte sich der traditionelle christliche Wahrnehmungsrahmen zugunsten eines neuen, utilitaristisch konturierten ab, innerhalb dessen der Wert des Lebens deutlich höher als das Tötungsverbot gewichtet wurde. Dies bedeutete, dass im Falle einer schweren Geburt das mütter-

---

Biographik in der Medizin- und Wissenschaftsgeschichte, in: NTM. Zeitschrift für Geschichte der Wissenschaften, Technik und Medizin 17 (2009) 207–218.

8 Beispielhaft umgesetzt in den neueren Mitscherlich-Biographien von Dehli, Martin: Leben als Konflikt. Zur Biographie Alexander Mitscherlichs. Göttingen 2007 und Freimüller, Tobias: Alexander Mitscherlich. Gesellschaftsdiagnose und Psychoanalyse nach Hitler. Göttingen 2007.

liche Leben als wertvoller erwogen wurde als das Leben des ungeborenen Kindes.
Nach 1800 veränderten sich im Zuge der politischen und moralischen Restauration die geburtshilflichen Wahrnehmungs- und Deutungsmuster erneut und erhielten im Wesentlichen ihr vorjosephinisches Gepräge zurück. Der Kontext bestimmt ärztliches Ethos maßgeblich mit, dies exemplifiziert Schulz in seiner
Fallstudie über die Wiener Geburtshelfer auf eindrückliche Art und Weise.

Die Medizinhistorikerin *Karen Nolte* fokussiert in ihrem Beitrag auf die
Handlungsmaximen akademischer Ärzte im Umgang mit unheilbar Kranken und
Sterbenden im frühen 19. Jahrhundert. Ihre Analyse fußt auf einem breiten
Quellenmaterial, das von handschriftlichen Krankengeschichten über publizierte
Fallberichte bis hin zu brieflicher Korrespondenz reicht. Darauf aufbauend ver-
mittelt Nolte detaillierte Einsichten in konkretes ärztliches Handeln am Sterbebett.
Die *euthanasia medica* – die ärztliche Sterbebegleitung – gehörte in diesem
Zeitraum zum Selbstverständnis von Ärzten und stellte diese in jedem einzelnen
Fall vor besondere Herausforderungen. Denn in der Frage nach der »Wahrheit am
Krankenbett« gab es keine einfachen Antworten, sondern nur schwierige Ent-
scheidungskonstellationen und Dilemmata, die eine behutsame Handhabe der
Arzt-Patienten-Beziehung erforderten. Das Bewusstsein, mit einer falschen oder
voreilig ausgesprochenen letalen Prognose die unheilbar Kranken noch weiter zu
schwächen, führte bei einer Mehrheit der Ärzte dazu, in der Aufklärung über den
bevorstehenden Tod zurückhaltend zu sein oder eine solche gänzlich abzulehnen.
Eine solche Haltung wurde zudem durch spezifisch medizinische Probleme begründet – wie etwa durch mangelnde oder umstrittene Wissensgrundlagen und
der daraus resultierenden Unsicherheit, den weiteren Verlauf des Leidens genau
vorhersagen zu können. Gleichzeitig wurde eine solche Position auch wieder
kritisch differenziert und relativiert, da man zumindest den Angehörigen der
Schwerkranken und Sterbenden eine offene Auskunft nicht vorenthalten wollte.
Nolte arbeitet an mehreren Fallbeispielen heraus, dass der von der bisherigen
Forschung zum Arzt-Patienten-Verhältnis im 19. Jahrhundert häufig favorisierte
Ansatz des Paternalismus das sorgfältige Bewerten und Abwägen medizinischer
Handlungsmaximen seitens der Ärzte nur unzureichend erfasst hat; hier mahnt
der genaue, mikrohistorisch gestützte Blick zur Differenzierung.

Eine kulturgeschichtliche Analyse der berufsethischen Verhaltenskodizes in
der Medizin um 1900 steht im Mittelpunkt des Beitrages von *Andreas-Holger
Maehle*, Professor of History of Medicine and Medical Ethics an der Durham
University und Leiter des dortigen Centre for the History of Medicine and Disease.
Unter Einbezug von soziologischen und kulturwissenschaftlichen Konzepten und
Herangehensweisen zeigt Maehle auf, wie stark »ethische« Verhaltens- und Etiketteregeln von Ärzten im Deutschen Kaiserreich von gesellschaftlichen Normen
und kulturellen Codes geprägt waren. Ärztliches Ethos war in diesem Zeitraum
untrennbar mit Vorstellungen und Verhaltensregeln von ärztlicher Ehre verbun-

den. Durch die Brille der ärztlichen Standesehre betrachtet fiel, jede vermeintliche Dichotomie zwischen einer »echten« oder »eigentlichen« Ethik und gesellschaftlicher Etikette zusammen: Ärzte waren ihrem Selbstverständnis nach nicht nur Experten, sondern auch Ehrenmänner, deren Handlungsweisen durch ein bestimmtes Reservoir von inneren Dispositionen und äußeren Verhaltensmerkmalen präformiert waren. Maehle eröffnet damit eine ebenso spannende wie plausible Deutungsebene, nämlich ärztliche Verhaltensregeln als kulturelle Phänomene und diese im Kontext der bürgerlichen Kultur des Kaiserreichs anzusprechen. Nur im Zusammenhang mit einer »Kultur der Ehre«, so Maehle, lassen sich Inhalte, Strategien und Dynamiken ärztlicher Berufsethik zu Beginn des 20. Jahrhunderts angemessen verstehen. Konkret wird dies am Beispiel der Tätigkeit der ärztlichen Ehrengerichte ausgeführt, die sich mit einer großen Anzahl von Beschuldigungen ärztlichen Fehlverhaltens zu beschäftigen hatten und Sanktionen wie Urteile in Form von Warnungen, Verweisen oder Wahlrechtsentzug aussprachen. Juristisch festgestelltes ärztliches Fehlverhalten bedeutete, eine Verletzung der Standesehre begangen zu haben. Charakteristischerweise waren die Befolgung der Ehrvorschriften und die Vermittlung bestimmter moralischer und habitueller Merkmale wie Ehrlichkeit, Arbeitseifer, Kollegialität, souveränes Auftreten, Körperkontrolle und maßvoller Lebensstil auch ein bestimmendes Thema in der ärztlichen Ratgeberliteratur für Medizinstudenten und junge praktische Ärzte. Darüber hinaus zeigt Maehle auf, dass die Befolgung von Ehrvorschriften auch jenseits innerprofessioneller Konflikte maßgebend war, etwa in der Diskussion um die Aufklärung und Einwilligung von Patienten oder in der Frage der Schweigepflicht bei offenkundigen Fällen von illegalen Schwangerschaftsunterbrechungen.

Ein Plädoyer für mehr historische Tiefenschärfe in medizinethischen und bioethischen Argumentationskontexten entfaltet der Beitrag von *Walter Bruchhausen*, Privatdozent für Geschichte, Anthropologie und Ethik der Medizin am Bonner Medizinhistorischen Institut und Mitherausgeber dieses Bandes. Sein Ausgangspunkt ist der paradoxe Befund, dass in großen Teilen gegenwärtiger Ethik die historische Reflexion als weitgehend obsolet erachtet wird, gleichzeitig jedoch die Notwendigkeit einer »neuen« Ethik mit dem Hinweis auf die Unzulänglichkeit und Überkommenheit »alter« Ethik begründet wird. Geschichte firmiert hier als bloße Distanzierungsressource; vergangene Wissensbestände, Verhaltensregeln und Diskussionslinien werden selektiv für eine Absetzbewegung instrumentalisiert, die Gefahr läuft, simple Fortschrittsnarrative und Professionalisierungsinteressen zu bedienen. Eine sorgfältige und reflektierte Historisierung ist jedoch nicht nur für die aktuelle Arbeit am ärztlichen Ethos, sondern auch für einen verantwortlichen Umgang mit moralischen Entscheidungen unabdingbar. Am Beispiel der philologisch-medizinhistorischen Kontroversen um die Frage, ob die Tötungsverbote des hippokratischen

Eides auf den Bund der Pythagoräer, eine exklusive religiös-philosophische Ge-
meinschaft des 6. und 5. vorchristlichen Jahrhunderts, zurückgehen oder ob die
Tötungsverbote im Zusammenhang mit der in der griechischen Antike begin-
nenden, universalistischen Ethik zu sehen sind, demonstriert Bruchhausen zunächst nicht nur den Wandel der Deutungslinien und Interpretationen, sondern
auch deren selektive Rezeption und reduktionistische Einpassung von Seiten der
Bioethik. Vor diesem Hintergrund zeigt der Autor die Erkenntnischancen auf, die
sich mit dem Einbezug kulturwissenschaftlicher Methodik gewinnen lassen:
Ärztliches Ethos lässt sich am besten als eine kulturelle Ressource bzw. Praxis
verstehen, die sowohl Produkt als auch Produzent ist, d. h. in einem Einflussfeld
verschiedener Vorgaben zugleich auch ihre eigene Dynamik entwickelt. Mit einer
solchen Perspektive lässt sich auch die Geschichte der Medizin- und Bioethik
weitaus differenzierter als die einer modernen, stets fortschreitenden Emanzipationsgeschichte erzählen. In den Blick geraten spezifische Konstellationen mit
jeweils unterschiedlichen historischen, rechtlichen, geographischen und kulturellen Kontexten, die einen genaueren Blick auf die Ursprünge und Verlaufsdy-
namiken medizinethischer Prinzipien erlauben. Dies wird anhand von Beispielen
wie der Patronage-Medizin, der Arzt-Patienten-Beziehung, der Forschung am
Menschen und der Herausbildung des Informed Consent oder der in den USA und
Europa unterschiedlich verlaufenden Bürger- und Patientenrechtsbewegungen
verdeutlicht.

Insgesamt weiten die historischen Analysen in diesem Band den Blick in
vielfältiger Weise. Sie zeigen den direkten Einfluss politischer, personeller und
organisatorischer Umbrüche in medizinischen Ausbildungs- und Versorgungs-
systemen auf moralische Fragen wie z. B. des Lebensrechts Ungeborener. Sie
machen deutlich, wie die verschiedenen Berufsgruppen im Gesundheitswesen für
das moralisch Vordringliche häufig unterschiedliche Prioritäten setzen. Sie analysieren die zentrale Bedeutung primär außermedizinischer Normierungen, wie
der Rechtsprechung oder der Ehrbegriffe, für das ärztliche Verhalten. Und sie
lassen manches an der Diskussion um das hippokratische Ethos als ideologisch
motivierte Berufspolitik erscheinen, bei Ärzten wie bei Bioethikern, deren
Sichtweise den tatsächlichen Entwicklungen kaum entspricht

Ärztliches Ethos vermitteln

Mit solchen Einsichten kann die medizinische Aus- und Weiterbildung zur Entwicklung ärztlicher Kompetenz auch in Fragen der Moral nicht mehr bloß in der
Vermittlung medizinethischer Prinzipien und darauf aufbauenden Fallbespre-
chungen bestehen, wie es in den Anfangsjahren eines eigenen medizinethischen
Unterrichts gängig war. Vielmehr müssen sie zu einer breiten Reflexion der

Rahmenbedingungen und Dynamiken eines angemessenen ärztlichen Ethos führen, zu seiner Aufwertung und Integration im Hinblick auf die verschiedenen Fachgebiete. Medizinethik darf deshalb kein eigenes Fachgebiet neben anderen sein, sondern muss als Fragestellung in allen Fächern medizinischer Fakultäten präsent sein und wissenschaftstheoretisch als interdisziplinäres Feld verstanden werden.

Die unmittelbarer gegenwartsbezogen ausgerichteten Beiträge dieses Bandes beschäftigen sich deshalb nicht mit den gewohnten medizinethischen Spezialfragen zu Lebensanfang und Lebensende, Forschung und Patientenwille, sondern stellen die moralischen Anforderungen verschiedener ärztlicher Kompetenzen heraus, die aus ihrer hohen Bedeutung für das ärztliche Ethos resultiert. Deshalb geht es um das ärztliche Gespräch (Geisler) und die Gestaltung der Arzt-Patient-Beziehung (Emondts), um den Erwerb erforderlicher Kompetenzen in Wahrnehmung und Reflexion medizinethischer Probleme in der ärztlichen Ausbildung (Hick/Vermaasen und Bruchhausen/Schott). Solche Darstellungen besitzen nicht die methodische Geschlossenheit der historischen Untersuchungen, sondern gehen notwendigerweise verschieden vor: Durch die Auswertung wichtiger Studien, Diskussionsbeiträge und eigener Erfahrungen zu einem Thema wie dem ärztlichen Gespräch, durch die Zusammenstellung der einschlägigen Erträge eines Lebenswerks dank präziser Lektüre eines einzelnen prominenten ärztlichen Autors, durch die Darstellung der Überlegungen und eigenen Erfahrungen zu Lehrveranstaltungen, die der Ausbildung eines reflektierten ärztlichen Ethos im Medizinstudium an verschiedenen Universitäten dienen. Sie machen damit deutlich, dass mit einem Methodenmonismus einem derart interdisziplinären Themengebiet nicht gedient wäre.

Die Beiträge sprechen eine deutliche Sprache und verfolgen jeweils auch spezifische Anliegen, die keiner ausführlichen Vorstellung bedürfen. Was es hier allenfalls hervorzuheben gilt, ist ihre jeweilige Bedeutung für einen Versuch, das ärztliche Ethos aus seinem Schattendasein herauszuholen, in das es durch die glänzenden Erfolge anderer ärztlicher Kompetenzen im Bereich von Diagnostik und Therapie, Prädiktion und Prävention geraten ist. Vielleicht ist nämlich das Ethos mit seinen psychosozialen Bezügen heute eher ein Gebiet, auf dem ärztliche Bedeutung und Erfolge verloren gehen können und schon verloren gegangen sind, während in den genannten Tätigkeitsfeldern immer neue Erfolge und dadurch Bedeutungszuwächse zu verzeichnen sind. Vielleicht waren – bei allen Gefahren sozialromantischer Projektion – Hausärzte auf dem Lande, die rund um die Uhr persönlich erreichbar sein konnten, Familien mit ihren Lebensumständen kannten, einfühlsam berieten und nicht immer auf das Honorar achten durften, mit ihrem Berufsethos dem schon einmal näher gewesen, was sich Patienten erhoffen und was für ihren Heilungsprozess gut ist. Dass vieles davon im Zeitalter von stärkerer fachärztlicher Spezialisierung, Gesundheitsreformen, Kleinfamilie und verbreiteten Überlastungserfahrungen nicht mehr möglich ist, darf nicht davon abhalten, nach den heutigen Möglichkeiten eines entsprechenden, wenngleich notwendig gewandelten ärztlichen Ethos zu fragen.

Den Anfang macht der Erfahrenste. *Linus Geisler*, pensionierter internistischer Chefarzt, langjähriges Mitglied verschiedener medizinethischer Gremien und erprobter Hochschullehrer, stellt in einer Fülle von Beispielen und Erhebungen die große Diskrepanz zwischen therapeutischer Bedeutung und Patientenerwartung des Gesprächs mit dem Arzt auf der einen Seite und Vernachlässigung dieses Gesprächs durch Ärzte, in der Aus- und Weiterbildung wie auch in der Honorierung, auf der anderen Seite heraus. Die großen Hoffnungen auf die Reform des Medizinstudiums durch die neue Approbationsordnung, die Geisler aufgreift, lassen die Frage nach einer erfolgreichen Umsetzung stellen, jedoch in den Zeiten steter Fallzahlsteigerung, Personalkürzung und Aufgabenvermehrung, also einer Arbeitsverdichtung, die mit ungenügend gefiltertem Wissenszuwachs auch schon im Studium beginnt, sicher mit zweifelhaftem Ergebnis.

Stefan Emondts, als Theologe und Berater mit philosophischen Entwürfen wie sozialen Realitäten vertraut, führt aus den Ergebnissen seiner preisgekrönten Dissertation zum Denken Viktor von Weizsäckers in dessen Einsichten zur Arzt-Patient-Beziehung ein. Entscheidend an Weizsäckers Schriften bleibt – bei aller Sperrigkeit der Sprache und mancher Gedankengänge –, dass sich hier nicht philosophische Interessen ein neues Anwendungsfeld gesucht haben, sondern dass ein ausgewiesener medizinischer Wissenschaftler und erfahrener Kliniker die ihm wichtig gewordene Philosophie daraufhin befragt, was sie zum Verständnis und zur Bewältigung der ärztlichen Aufgabenstellung anzubieten hat, und in mancher Hinsicht fündig wurde – bei gleichzeitig hoher eigener Kreativität in der Weiterentwicklung der gefundenen Denkansätze. Durch eine systematische Auswahl und Erörterung zentraler Begriffe, Zitate und Denkfiguren macht Emondts deutlich, wie in der philosophischen Reflexion eine Ressource entstehen kann, um sich im Blick auf das, worum es bei Krankheitserfahrung des Patienten und ärztlicher Hilfe immer auch geht, gegen vermeintliche »funktionale Zwänge« zu einer rein technischen Ausrichtung der Medizin zu widersetzen – und das heißt, das Ethos als unerlässlichen Bestandteil qualifizierter Tätigkeit bewusst und wirksam zu halten.

Die private Universität Witten-Herdecke hat mit ihrem Modell des Medizinstudiums, das sich weniger an klassischen Fächerdomänen als an ärztlichen Kompetenzen orientiert, wesentlich dazu beigetragen, dass Ethos und Ethik mit den zugehörigen Reflexionen nicht als Gegenstand einer einzelnen Lehrveranstaltung, sondern als durchgängige Dimension der Ausbildung zum Arzt verstanden werden. Dabei wurde zur Entwicklung entsprechender Module auch auswärtige Expertise eingeholt. Aus diesen Planungen und Erfahrungen berichten dafür seinerzeit Verantwortliche, der Arzt und Philosoph *Christian Hick*, im Institut für Geschichte und Ethik der Medizin an der Universität zu Köln u. a. federführend in der klinischen Ethikberatung tätig, und der Allgemeinmediziner *Wilhelm Vermaasen*, vormaliger Studiendekan der Fakultät für Medizin in Witten-Herdecke. Dass alle drei Bereiche von Grundkompetenzen, die ein Arzt benötigt, nämlich in Kommunikation, Wissenschaft und Orientierung, zentral Fragen des Ethos als Inbegriff der Einstellungen berühren, hat dazu geführt, hier jeweils entsprechende begleitende Ausbildungsstränge mit Wahlmöglichkeiten einzurichten. Sie dienen in Phasen der Reflexion von Übungen, eigenen Erfahrungen und Texten nicht nur dem Zuwachs an technischen Fertigkeiten, sondern an handlungsleitenden Einsichten und Überzeugungen.

Am Bonner Beispiel zeigen dann abschließend die beiden Fachvertreter, die für die Umsetzung der neuen Approbationsordnung im Hinblick auf die Vermittlung der »geistigen, historischen und ethischen Grundlagen ärztlichen Verhaltens auf der Basis des aktuellen Forschungsstandes« als Verantwortliche im Medizinhistorischen Institut und in der Studienkommission an erster Stelle verantwortlich waren, wie sich auch in einem Medizinstudium, das nicht in einem Reformstudiengang absolviert wird, durch geeignete Platzierung und Integration über den ganzen Studienverlauf sinnvoll verteilt Wissen, Fähigkeiten und Einstellungen, die der Ausbildung eines ärztlichen Ethos dienen, fördern lassen. Medizinethische Fragen bleiben dann nicht auf den Querschnittsbereich »Geschichte, Theorie, Ethik der Medizin«, meist schon am Anfang des klinischen Studienabschnitts, beschränkt, wo sie sich vielerorts als abgesonderter Block noch mit ebenfalls separierten historischen Themen Unterrichtszeit teilen sollen. Sie stellen vielmehr einen ganz selbstverständlichen Bestandteil verschiedenster Bereiche der medizinischen Ausbildung dar, so in der Vermittlung von Sprach- und Gesprächskompetenz, der Reflexion des Verhältnisses von Medizin, Psyche und Gesellschaft, der historischen Analyse, der Einführung in die Patientenaufklärung, der Palliativmedizin oder der klinisch-ethischen Fallbesprechung.

Unser Dank gilt allen Autoren, die sich nach ihrer Mitwirkung an den Vortragsreihen bereit erklärten, ihren Beitrag auszuarbeiten und in diesen Band einzubringen. Eine wertvolle Hilfe waren uns Sarah Marmagen und Katharina Böcker, die das Korrekturlesen und Formatieren der Beiträge übernommen haben. Frau Susanne Franzkeit, Frau Liane Reichl und Frau Ulrike Schermuly von Vandenhoeck & Ruprecht unipress danken wir für die angenehme Zusammenarbeit.

Bonn, im November 2010   Walter Bruchhausen und Hans-Georg Hofer

Stefan Schulz

»Man soll nichts Böses tun, auf dass etwas Gutes daraus entstehen möge.«
Die schwere Geburt und das Tötungsverbot im Denkkollektiv der Wiener geburtshilflichen Lehrer um 1800

Die Erkenntnis ist nicht neu, dass *schwere Geburten*, in denen es unmöglich schien, Mutter und Kind gleichermaßen zu helfen, das Heilpersonal im westlichen Kulturkreis in ethisch schwierige Situationen brachten.[1] Besonders umstritten waren bestimmte, gewöhnlich nur von den Geburtshelfern und nicht von den Hebammen durchgeführte instrumentelle Interventionen: die verkleinernden Operationen am Kind und der Kaiserschnitt, der nach Auffassung vieler Autoren bis in das 19. Jahrhundert hinein meist einem Todesurteil für die

---

1 Die Arbeiten, in denen die ethischen Probleme der schweren Geburt in den Fokus gerückt werden, sind dabei im Vergleich mit anders gewichteten Forschungen, etwa im Kontext der Medikalisierungsdebatte oder von Gender-Studies, quantitativ in der Minderzahl. Zum allgemeinen Forschungsstand und zu den zahlreichen Publikationen zur Geschichte der Geburtshilfe bzw. des Hebammenwesens vgl. den Überblick von Schulz, Stefan: Wege in die Klinik. Anmerkungen zur Geschichte der Geburtshilfe, in: Astrid Ley/Marion Maria Ruisinger (Hg.): Von Gebärhaus und Retortenbaby. Erlangen 2003, 14–31; die Kapitel zum »Forschungsstand« in Seidel, Hans-Christoph: Eine neue »Kultur des Gebärens«. Die Medikalisierung von Geburt im 18. und 19. Jahrhundert, in: Medizin, Gesellschaft und Geschichte 11 (1998) bes. 21–30; Loytved, Christine: Hebammen und ihre Lehrer. Wendepunkte in Ausbildung und Amt Lübecker Hebammen (1730–1850). Osnabrück 2002, bes. 20–35; Marion Stadlober-Degwerth: (Un)Heimliche Niederkunften. Geburtshilfe zwischen Hebammenkunst und medizinischer Wissenschaft. Köln 2008, 1–21; die Einleitung zu Schlumbohm, Jürgen; Duden, Barbara; Gélis, Jacques; Veit Patrice (Hg.): Rituale der Geburt. Eine Kulturgeschichte. München 1998, 11–28 und 308–309 sowie die Beiträge in Schlumbohm, Jürgen; Wiesemann, Claudia (Hg.): Die Entstehung der Geburtsklinik in Deutschland 1751-1850: Göttingen, Kassel, Braunschweig. Göttingen 2004. Arbeiten der jüngeren Vergangenheit, in denen die ethischen Probleme der schweren Geburt fokussiert werden, sind etwa Kloeppel, Anna Bettina: Kraniotomie oder Kaiserschnitt im 19. Jahrhundert. Geburtshilfliche, juristische und gesellschaftliche Problemstellung. Med. Diss. Hannover 1992; Sahmland, Irmtraud: Alternativen zum Kaiserschnitt. Medizinhistorische Untersuchung zur Sectio caesarea, Embryotomie, Symphyseotomie und künstlichen Frühgeburt im 18. und 19. Jahrhundert. Med. Habil. Giessen 1997; Schäfer, Daniel: Geburt aus dem Tod. Der Kaiserschnitt an Verstorbenen in der abendländischen Kultur. Hürtgenwald 1999; Schulz, Stefan: Die schwere Geburt als moralisches Problem: das Denkkollektiv der Wiener Geburtshelfer 1754–1838. Med. Habil. Bochum 2002; Schulz, Stefan: Die schwere Geburt als moralisches Problem im Denkkollektiv der Wiener Geburtshelfer 1754–1838. Saarbrücken 2009 (überarbeitete und aktualisierte Fassung von Schulz [2002]).

Mutter gleich kam. Die Rekonstruktion der *ethischen* Problemlage, die Frage nach den im Umfeld wirksamen Strukturen, nach der individuellen Entscheidungsfindung und nach der Problemlösung ist allerdings mit einer Reihe von Schwierigkeiten verbunden. Auf der Seite der Quellen – besonders im Bereich der gedruckten geburtshilflichen Literatur – besteht ein Hauptproblem darin, dass die ethischen Konflikte, die um 1800 mit einer schweren Geburt verbunden waren, in vielen Fällen nicht oder nur oberflächlich erörtert wurden. Im Vordergrund standen dagegen oft Fragen des konkreten, praktischen Vorgehens und der Kompetenzverteilung zwischen den verschiedenen Gruppen der heilkundigen Männer und Frauen, wobei – mehr oder weniger explizit – einzelne, rational nur locker oder gar nicht miteinander verbundene ethische Argumente in die Diskussion eingebracht wurden. Auf der Seite der historischen Analyse besteht die Herausforderung darin, sich zu vergewissern, was eine Geschichte ethischer Probleme von anderen Geschichten unterscheidet und wie hier das Verhältnis von Geschichte(n) und Ethik zu fassen ist.[2]

Möchte man rekonstruieren, wie Heilkundige die moralischen Probleme der schweren Geburt um 1800 wahrgenommen, beschrieben und gelöst haben, scheint es nahe zu liegen, sich bei der Analyse auf die Quellen zu stützen, in denen man eine explizite und detaillierte normative Diskussion vorfindet. Je nachdem, welchen methodischen Ansatz man benutzt, sind aber auch die anderen Quellen von großem Interesse. Verfolgt man beispielsweise die in diesem Beitrag benutzte Hypothese eines *ethischen Denkstils* – analog dem Modell eines *wissenschaftlichen Denkstils*[3] –, so spricht das weitgehende Fehlen ethischer Argumente und eine geringe Argumentationstiefe dafür, dass der Autor zu einem Denkkollektiv gehörte, in dem ein bestimmter ethischer Denkstil so fest etabliert war, dass er nicht mehr hinterfragt werden musste. Ein neues Setting von Argumenten, etwa das (erstmalige) Auftauchen von utilitaristischen Begründungen, spricht dagegen für moralisch relevante Verwerfungen im Entstehungskontext der Quelle, etwa die Implementierung von neuen Wahrneh-

---

2 Vgl. dazu die Überblicke von Steigleder, Klaus: Medizinethik, in: Stefan Schulz/Klaus Steigleder/Heiner Fangerau/Norbert W. Paul (Hg.): Geschichte, Theorie, Ethik der Medizin. Eine Einführung. Frankfurt/M. 2006, 15–45; und Schulz, Stefan: Medizingeschichte(n), in: Ebda, 46–58.

3 Fleck, Ludwig: Entstehung und Entwicklung einer wissenschaftlichen Tatsache. Einführung in die Lehre vom Denkstil und Denkkollektiv. Frankfurt/M. 2002 [EA Basel 1935], vgl. dort 130: »Wir können also Denkstil als gerichtetes Wahrnehmen, mit entsprechendem gedanklichen und sachlichen Verarbeiten des Wahrgenommenen, definieren« und 135: »Den gemeinschaftlichen Träger des Denkstiles nennen wir: das Denkkollektiv [...]. Ein Denkkollektiv ist immer dann vorhanden, wenn zwei oder mehrere Menschen Gedanken austauschen: dies sind momentane, zufällige Denkkollektive [...]. Außer solchen zufälligen und momentanen Denkkollektiven gibt es stabile oder verhältnismäßig stabile: sich bilden sich besonders um organisierte soziale Gruppen.«

mungsrahmen, in denen neue moralische Probleme generiert wurden und neue Problemlösungsstrategien Konjunktur gewannen. Um solche Prozesse zu analysieren, ist dann die möglichst vollständige Analyse eines wohl definierten Kollektivs von Akteuren entscheidend. Zudem ist zu bedenken, dass die Diagnose einer mangelnden argumentativen Konsistenz, Stringenz und Begründungskraft oftmals aus der Sicht einer grundlegungsorientierten Ethik gestellt wird. Im Kontext anderer Vorstellungen, etwa kohärentistischer Theorien, stellt sich die Lage dagegen anders dar. Nach der Theorie des Überlegungsgleichgewichts beispielsweise spielen bei der ethischen Entscheidungsfindung neben rationalen Überlegungen auch Emotionen, Intuitionen und Traditionen eine wichtige Rolle,[4] wie sie aus den Quellen oder aus deren Entstehungskontext abgeleitet werden können.

Im Folgenden wird vor dem Hintergrund einer größeren Untersuchung[5], in der mit Rückgriff auf das Modell eines ethischen Denkstils die Gruppe der Wiener geburtshilflichen Lehrer[6] in der Zeit von 1758 bis 1838 vollständig analysiert wurde, die Hypothese zur Diskussion gestellt, dass die Wiener (gesundheits)politischen Zielsetzungen, Strukturen und Kontrollinstanzen, d. h. die wiederum dort stattgefundenen Veränderungen, den entscheidenden Rahmen für die publizierten Haltungen und Argumentationsstrategien der Wiener geburtshilflichen Lehrer setzten.[7] Dazu soll die Frage beantwortet werden, wie die geburtshilflichen Lehrer der Universität das christlich tradierte Tötungsverbot auf die schwere Geburt projizierten, welche Rolle es bei ihren Handlungsempfehlungen spielte und welche gesundheitspolitischen Einflüsse ethische Verwerfungen auslösten bzw. für gewisse Zeiträume verhinderten.[8]

---

4 Vgl. dazu Steigleder (2006) und Badura, Jens: Kohärentismus, in: Marcus Düwell/Christoph Hübenthal/Micha Werner: Handbuch Ethik. Stuttgart 2002, 194–205, dort bes. Abschnitt 5 (»Überlegungsgleichgewicht«).

5 Vgl. Schulz (2002). Auf die entsprechenden Abschnitte dieser Publikation, die der hier interessierenden, zusammenfassenden Darstellung zugrunde liegen, wird im folgenden Text vornehmlich verwiesen. Die zentralen geburtshilflichen Quellen werden aber ebenfalls zitiert.

6 Zur Wiener Geburtshilfe vgl. etwa Schmidt, Gabriela: Geburtshilfliche Wachspräparate des Josephinums. Die Sammlung geburtshilflicher Wachsmodelle und ihre Nutzung zum Unterricht an der medizinisch-chirurgischen Josephs-Akademie in Wien. Wien 1997; Pawlowsky, Verena: Trinkgelder, Privatarbeiten, Schleichhandel mit Ammen: Personal und Patientinnen in der inoffiziellen Ökonomie des Wiener Gebärhauses (1784–1908), in: Schlumbohm/Duden/Gélis/Veit (1998) 206–220 und 338–340; dies.: Mutter ledig – Vater Staat. Das Gebär- und Findelhaus in Wien 1784–1910. Innsbruck 2001. Eine systematische Analyse der ethischen Diskussion um die schwere Geburt steht allerdings nicht im Fokus dieser Arbeiten.

7 In den oben zitierten Arbeiten von Kloeppel (1992), Sahmland (1997) und Schäfer (1999) wird die Gruppe der analysierten Geburtshelfer anders gefasst, es kommt nicht zu einer vollständigen Analyse des hier fokussierten Wiener Kollektivs und seiner Beziehungen mit den dort wirksamen gesundheitspolitischen Strukturen.

8 Hinsichtlich der geburtshilflichen Lehrer der Josephs-Akademie, Johann Nepomuk Hunczovsky (1752–1798), Anton Johann Beinl (1749–1820), Wilhelm Josef Schmitt (1760

Als Hauptquellen werden die gedruckten Lehrbücher der Geburtshelfer benutzt. Sie wurden herangezogen, weil sie – vor dem Hintergrund der Wiener Gesundheitspolitik – an der Schnittstelle zwischen geburtshilflicher Profession und obrigkeitlicher Beaufsichtigung zu verorten sind und die in den öffentlichen Raum gestellten Meinungen der geburtshilflichen Lehrer repräsentieren.[9]

Heinrich Johann Nepomuk Crantz

Die älteste einschlägige Schrift eines Wiener geburtshilflichen Lehrers ist die 1757 erschienene Schrift »De re instrumentaria« – »Über die geburtshilflichen Instrumente« von Heinrich Johann Nepomuk Crantz (1722–1797).[10] Crantz hatte 1754 als Nachfolger des kaiserlichen Leibchirurgs Christoph Joseph Molinari (1723–1784) – dem ersten offiziellen Lehrer der Geburtshilfe in Wien überhaupt – sein Amt angetreten; zu einer Zeit, in der die Wiener Obrigkeit auf verschiedenen Ebenen den Zugriff des Staates auf die Geburtshilfe Schritt für Schritt durchsetzte. Mit Crantz' Dienstantritt wurde beispielsweise den *männlichen* Heilkundigen in Wien erstmals eine geburtshilfliche Prüfung vor der Zulassung zur geburtshilflichen Praxis vorgeschrieben. Gleichzeitig wurde den Wiener *Hebammen*, die bereits seit einigen Jahren der Kontrolle durch männliche Heilkundige unterworfen waren, die Ausbildung des eigenen Nachwuchses endgültig entzogen.[11] Die männlichen Heilkundigen, die für die Therapie von schweren geburtshilflichen Fällen zuständig waren, wurden nun von einer Kommission geprüft, die aus dem geburtshilflichen Lehrer sowie dem Präses und dem Dekan der Medizinischen Fakultät bestand. Vorlesungen und praktisch-klinische Kurse waren damals für die angehenden männlichen Geburtshelfer aber noch keine Pflicht, dies war erst ab 1772 der Fall. Crantz, der 1750 in Wien zum Doktor der Medizin promoviert worden war, hatte seine geburtshilfliche Qualifikation durch eine Bildungsreise nach Paris und London erworben, die er auf Wunsch des höchsten Wiener Medizinalbeamten, des *Protomedicus* Gerard van Swieten (1700–1772), unternommen hatte. Van Swieten

---

[Taufe]-1827) und Clemens Schwarzer (1785–1844) sei verwiesen auf Schulz (2002) bes. 41–48, 73–78 und 189–209.

9 Zur Bedeutung der geburtshilflichen Lehrbücher in Wien vgl. Schulz (2002) 46–48; vgl. Schulz (2009) 76–79.

10 Vgl. Schulz (2002) bes. 49–51 und 83–144; vgl. Schulz (2009) bes. 80–85 und 133–229.

11 In gefährlichen und zweifelhaften Fällen waren sie nach der Wiener Hebammenordnung schon seit einiger Zeit verpflichtet, männliche Heilkundige hinzuzuziehen. Das Hebammenlehrbuch, das Crantz 1756 publiziert hatte und das bis in die 1790er Jahre benutzt wurde, klammert die hier interessierende Situation der schweren Geburt daher weitgehend aus. Vgl. Crantz, Heinrich Johann Nepomuk: Einleitung in eine wahre und gegründete Hebammenkunst. Wien 1756a.

war gleichzeitig Präses und Direktor der Medizinischen Fakultät, bei ihm liefen entscheidende Stränge der Gesundheitsverwaltung zusammen. Seine Macht war daher enorm.[12] Crantz hatte deshalb wohl aus guten Gründen seine erste geburtshilfliche Monographie, den »Commentarius de rupto in partus doloribus a foetu utero«, dem Protomedicus gewidmet.[13] Andererseits war der geburtshilfliche Lehrer für den Protomedicus auch eine wichtige Autorität in Fachfragen, wie eine Analyse des geburtshilflichen Teils von van Swietens Boerhaavekommentar ergibt.[14]

Kirchliche Autoritäten und die schwere Geburt

Crantz diskutierte den Instrumenteneinsatz bei Geburten auf verschiedenen Ebenen. Mit Blick auf die ethische Problematik stellte er grundsätzlich fest: Unter keinen Umständen sei es gerechtfertigt, die Mutter oder das Kind zu töten, um das Leben des jeweils anderen zu retten. Damit folgte er einem Urteil Pariser Theologen, die sich in Gutachten zu Interventionen bei schweren Geburten geäußert hatten. In Geburtshelferkreisen kannte man diese Gutachten, sie waren etwa über die Werke der berühmten und viel gelesenen Geburtshelfer Philipp Peu (gest. 1697) und Guillaume Mauquest de la Motte (1655–1737) verbreitet worden. Auch Crantz hatte sie zur Kenntnis genommen.[15] Da die Gutachten die Folie waren, vor der Crantz argumentierte, soll die Position der Pariser Theologen kurz vorgestellt werden.

Anlass für die Gutachten war eine Anfrage aus dem Jahre 1648: »Betreffend wann eine in Kinds-Nöthen liegende Frau in einen solchen Zustand gerathet / daß man siehet / daß nothwendig sie und ihr Kind das Leben lassen müssen; wofern man aber ihr Kind mit Instrumenten von ihr nehmen würde (welches

---

12 Vgl. Schulz (2002) 8–24; vgl. Schulz (2009) 13–39.
13 Crantz, Heinrich Johann Nepomuk: Commentarius de rupto in partus doloribus a foetu utero. Wien 1756b, dedicatio.
14 Swieten, Gerard van: Dess Freiherrn van Swieten Erläuterungen der Boerhaavischen Lehrsätze der Erkenntnis und Heilung der Krankheiten. Wien 1771, Bd 2; vgl. Schulz (2002) 123–143; vgl. Schulz (2009) 198–233.
15 Vgl. Crantz, Heinrich Johann Nepomuk: Dissertatio de re instrumentaria in arte obstetricia cum tribus observationibus [...]. Nürnberg 1757, 50, wo sich Crantz auf die »Ecclesiae doctores omnesque Theologi« beruft, vgl. auch die entsprechenden Zitate bei Deisch, Johann Andreas: De necessaria in partu praeternaturali instrumentorum applicatione. Strassburg 1740, 17 und Winslow, Jacques Bénigne: Quaestio medico-chirurgica, quam praeside Jac. Benig. Winslow. Tuebatur Guill. Ruellan Dinannaeus. Sub hac verborum serie, an ad servandam prae foetu matrem, obstetricium hamatile, minus anceps et aeque insons, quam ad servandum cum matre foetum sectio caesarea? Parisiis 24. Junii anno 1744, in: Albrecht Haller: Disputationes chirurgicae selectae, Bd. 3. Lausanne 1755, 525–535, hier 534, mit deren Schriften sich Crantz auseinandersetzte.

aber nicht anderst geschehen kan / als daß man es umbringe) so seye noch
Hoffnung daß die Mutter könne erhalten werden; ob in solchem Fall es erlaubt
seye / das Kind umzubringen und heraus zu nehmen? bevor wann man es schon
in Mutter Leib getaufft.«[16]

Die Antwort der Theologen fiel eindeutig aus: »Daß wann man ein Kind nicht
anderst als es umzubringen aus Mutter Leib nehmen kan / so kan man es nicht
ohne eine Todt-Sünde zu begehen / unternehmen / und muß man in diesem Fall
sich an dasjenige halten / was der heilige Ambrosius im dritten Buch Offi-
cior[um] Cap[ut] 9 gesagt / wann man keinem von beeden zu Hülff kommen kan
/ ohne dem einen Schaden zu thun / so seye es weit besser / daß man weder dem
ein / noch dem andern helffe.«[17] Denn auch hier gelte: »Man soll nichts Böses
tun, auf dass etwas Gutes daraus entstehen möge.«[18]

Crantz kannte aber auch die kritischen Diskussionen, die mit dieser Hand-
lungsmaxime zu seiner Zeit verbunden waren. Insbesondere interessierte ihn
der Versuch, die Verbindlichkeit des Tötungsverbots bei schweren Geburten zu
begrenzen, sowie die Frage, mit welchen Interventionsstrategien es möglich sei,
in diesen Situationen ethisch einwandfrei zu handeln. Seine eigenen Überlegungen zu diesen Fragen entfaltete er in der Diskussion zweier diametral ent-
gegengesetzter Standpunkte, die er der Dissertation des seinerzeit heftig umstrittene Augsburger Stadtarztes und Geburtshelfers Johann Andreas Deisch
(1713–1780) und einer unter dem Vorsitz des Professors für Anatomie und
Chirurgie in Paris, Jacques Bénigne Winslow (1669–1760), verteidigten Dissertation[19] entnommen hatte.

Nothilfe und diagnostische Sicherheit: Crantz' Kritik an Johann Andreas Deisch

Deisch hatte seine Thesen zum Einsatz von Instrumenten bei widernatürlichen
Geburten 1740[20] publiziert.[21] Auch er setzte sich mit dem oben zitierten theologischen Gutachten expressis verbis auseinander – ein weiterer Beleg für dessen

---

16 Mauquest de la Motte, Guillaume: Vollkommener Tractat von Kranckheiten Schwangerer
   und Gebährender Weibs=Personen [...] in das Teutsche übersetzt [...] / Durch / Johann
   Gottfried Scheid. Strassburg 1732, 740 (Buch IV, Kap. 13, vor obs. 346).
17 Mauquest de la Motte (1732) 740 (Buch IV, Kap. 13, vor obs. 346; Antwort der Theologen von
   der Fakultät zu Paris).
18 Vgl. Mauquest de la Motte (1732) 742 (Buch IV, Kap. 13, vor obs. 346) : »Non facienda sunt
   mala ut inde eveniant bona« (vgl. Römer 3,8).
19 Winslow, Jacques Bénigne (1755); die Dissertation wurde 1744 von Guillaume Ruellan ver-
   teidigt
20 Deisch (1740).
21 Vgl. zu Crantz' Kritik an Deisch Schulz (2002) 86–104.

breite Rezeption.[22] Obgleich der Augsburger Heilkundige das Tötungsverbot grundsätzlich akzeptierte, war er aber bereit, die Verbindlichkeit des Tötungsverbots in bestimmten geburtshilflichen Extremsituation zu begrenzen: nämlich Einkeilungen des Kindes im mütterlichen Becken, bei denen weder mit der Hand noch mit nicht verletzenden Instrumenten, wie der Geburtszange, geholfen werden konnte. Auf zwei Säulen baute seine Argumentation auf. Zum einen bezeichnete er das Kind als einen *Angreifer* der Mutter, zum anderen verwies er darauf, dass es im Fall der Einkeilung *unmöglich* sei festzustellen, ob das Kind noch lebe oder nicht.

Das Kind als *Angreifer* der Mutter?

Mit dem ersten Argument knüpfte der Augsburger Wundarzt an die Situation der Nothilfe an, in der man einem schuldlos Angegriffenen zu Hilfe kommen könne, um ihn zu retten – im Extremfall auch durch die Tötung des schuldhaften Angreifers. Die »Nothilfe« galt in diesem Sinne als legitim und wurde ethisch akzeptiert. Die Übertragung dieses Szenarios auf die Geburtshilfe wurde von einer Geburtshelfergruppe getragen, die sich – dem christlichen Argumentationskontext entsprechend – auf Tertullian (um 200 n. Chr.) berief, der in der Schrift »De anima« implizit verkleinernde Operationen gerechtfertigt hatte, um die Mutter zu retten. Zu dieser Gruppe von Heilkundigen gehörten beispielsweise die von Crantz ebenfalls zitierten Jean Riolan (1580 – 1657), François Mauriceau (1637 – 1709) und Cornelis Solingen (1641 – 1687).[23] Deren Haltung stand damit im Gegensatz zur Position der Pariser Theologen.

Die Intervention eines Geburtshelfers bei einer schweren Geburt konnte aber nur dann im skizzierten Sinne eine Nothilfe für die Mutter sein, wenn ein *schuldhafter* Angriff durch das ungeborene Kind vorlag. Gerade dies hatten die Theologen des Pariser Collège de Navarre allerdings nicht so gesehen und das Kind explizit als *unschuldig* bezeichnet.[24] Lag aber ein *schuldloser* Angriff vor, so standen das Verteidigungsrecht von Mutter und Kind gleichrangig gegeneinander. Eben diese Position bezog Crantz: Er argumentierte mit neueren mechanischen Erklärungen des Geburtsprozesses und erklärte das Kind für völlig unschuldig an der schweren Geburt. Nach den neuen Geburtstheorien erschien das Kind als passives Objekt, das durch die mütterliche Muskulatur, besonders die Gebärmutter, ausgetrieben wurde. In diesem Kontext waren mechanische

---

22　Deisch zitierte das Urteil des Collège de Navarre nach Peu, Philippe: La Pratique des accouchemens. Paris 1694, dort 364 – 365; vgl. Deisch (1740) 17, § 27.

23　Vgl. Schulz (2002) 87 – 89; vgl. Schulz (2009) 140 – 143.

24　Mauquest de la Motte (1732) 741.

Faktoren auf Seiten der Mutter und des Kindes, etwa ein Missverhältnis zwischen dem Körper des Kindes und dem Körper der Mutter, für Einkeilungen verantwortlich. Diese Theorie wurde beispielsweise von Crantz' Lehrer André Levret (1703–1780), aber auch von van Swieten vertreten.[25] Nach deren Auskunft war die Theorie des passiven Ungeborenen im Kreis ihrer Kollegen allerdings überhaupt nicht selbstverständlich – viele Geburtshelfer seien noch überzeugt gewesen, dass die Geburt eine aktive Leistung des Kindes sei. Tatsächlich findet man etwa bei Mauriceau und Solingen deutliche Spuren dieser bis in die Antike zurückreichenden Vorstellung. Die *moralische Wahrnehmungsbereitschaft* der geburtshilflichen Verfechter des Nothilfe-Arguments war, so die hier aufgestellte These, noch deutlich von der Tradition der Theorie einer aktiven Geburtsleistung des Kindes geprägt, die kein Spannungsverhältnis zu Tertullians Haltung aufscheinen ließ – und möglicherweise die geburtshilflichen Interventionen gegen das Kind lenkte. Crantz schien es dagegen völlig abwegig, die Nothilfeargumentation auf die schwere Geburt zu übertragen.

Die Unsicherheit der Diagnose des lebenden oder toten Kindes

Mit seinem zweiten Argument, das die Unsicherheit der Diagnose des lebenden oder toten Kindes bei Einkeilungen fokussierte, unternahm Deisch den Versuch, die pragmatische Basis des ethischen Dilemmas aufzubrechen, nämlich die Voraussetzung, dass Kind *und* Mutter leben.[26] Der Augsburger Geburtshelfer hielt bei einer Einkeilung verletzende Operation am Kind für legitim, da die einzigen für ihn sicheren Lebenszeichen, der Pulsschlag der Nabelschnur und die Kindsbewegungen, hier prinzipiell nicht verwertbar seien – bedingt durch die Umstände solcher Fälle. Deisch war sich darüber im Klaren, dass er damit *so manches lebende Kind wie ein totes Kind behandelte, um die Mutter zu retten.* Crantz konnte sich dieser Haltung nicht anschließen. Er kritisierte zunächst einmal den behaupteten Ausnahmecharakter der Einkeilung. Er versuchte zu zeigen, dass die Unsicherheiten bei der Diagnose des kindlichen Lebens bei der Einkeilung nicht prinzipiell verschieden seien von den üblichen Problemen in anderen geburtshilflichen Situationen – auch dort sei oft unsicher, ob das Kind

---

25 Vgl. Schulz (2002) bes. 89–92; vgl. Schulz (2009) 144–148.

26 Im Fokus steht in der folgenden Analyse die Frage nach der Diagnose des Lebens bzw. Todes des Kindes. Grundsätzlich kann eine ähnlich gelagerte, analog funktionierende Diskussion aber auch mit Blick auf die Diagnose des Todes der Mutter in den geburtshilflichen Quellen nachgewiesen werden; sie ist allerdings weniger präsent. Zu dieser Diskussion bei Crantz und seinem Protomedicus van Swieten vgl. etwa Schulz (2002) 136 und 142–144; vgl. Schulz (2009) 220–222 und 229–233; zur Frage des Kaiserschnitts an der Toten vgl. allgemein Schäfer (1999).

lebe oder nicht. In einem zweiten Schritt verband er die Unsicherheit der Diagnose des kindlichen Lebens oder Todes mit dem geforderten Tötungsverbot, wobei er die ethisch relevante *Wahrscheinlichkeitsgrenze*[27] der Diagnosesicherheit anders austarierte als Deisch. Wegen der überragenden Verbindlichkeit des Tötungsverbots hielt er eine verkleinernde Operation nur für legitim, wenn die *sichersten ihm bekannten Todeszeichen am Kind erkennbar seien*, nämlich Zeichen der Fäulnis, etwa eine Ablösung der Oberhaut. Damit nahm er im Unterschied zu Deisch in Kauf, *dass mehr tote Kinder wie lebende behandelt wurden, um die Tötung lebender Kinder zu vermeiden.* Auf den ersten Blick erscheint diese Haltung als der Versuch, nur *sicher* tote Ungeborene verkleinernden Operationen auszusetzen. Doch Crantz kannte Fälle, in denen selbst die sichersten Todeszeichen trügerisch gewesen waren – und argumentierte im Extremfall dennoch beim Vorliegen dieser Zeichen für verkleinernde Operationen. Deutlich wird hier erkennbar, dass auch er nicht nur das Tötungsverbot, sondern auch das Gebot zu helfen beachtete.[28] Reduziert man die moralische Basis der Haltungen von Crantz und Deisch auf *ein Gleichgewicht zwischen dem Tötungsverbot und dem Gebot zu helfen, so wog das Tötungsverbot bei Crantz mehr als das Gebot zu helfen, bei Deisch war es genau umgekehrt.*

Handlungsabsicht und prognostische Gewissheit: Crantz' Kritik an Jacques Bénigne Winslow

Winslows moralische Haltung gegenüber der Einkeilung knüpfte ebenfalls am Tötungsverbot an.[29] Auch er bezog sich auf das theologische Gutachten[30] und war der Überzeugung, dass alle Zeichen des kindlichen Todes unsicher seien, auch die Zeichen der Fäulnis. Im Unterschied zu Crantz und Deisch wog bei ihm das Tötungsverbot aber so schwer, dass er daraus den Schluss zog, eine Einkeilung *niemals* (!) durch eine verkleinernde Operation, sondern *immer* durch einen Kaiserschnitt zu behandeln, den die Mutter durchaus überleben könne; eben weil es verboten sei, das Leben von Mutter oder Kind zugunsten des anderen zu opfern.

Mit dieser Haltung konnte sich Crantz nicht einverstanden erklären. Er hielt dafür, dass das Tötungsverbot den Kaiserschnitt bei Einkeilungen nicht etwa fordere, sondern ihn im Gegenteil untersage. Die Begründung dafür schöpfte er erstens aus den besonderen Umständen solcher Notfälle. Wie Crantz betonte,

---

27 Das Bild der »Wahrscheinlichkeitsgrenze« soll allerdings nicht darüber hinwegtäuschen, dass hier kein im strengen Sinne statistischer Wahrscheinlichkeitsbegriff zugrunde liegt.
28 Vgl. Schulz (2002) 96–99; vgl. Schulz (2009) 154–159.
29 Vgl. zu Crantz' Kritik an Winslow Schulz (2002) 104–123; vgl. Schulz (2009) 167–198.
30 Winslow (1755) 534.

werde der Kaiserschnitt bei Einkeilungen oft als ultima ratio eingesetzt, so dass sich die Mutter bereits vor dem Eingriff regelmäßig in einem äußerst desolaten Zustand befinde. Der Tod der Mutter im Gefolge der Operation sei daher sicher und Winslows Behauptung, die Mutter könne den Kaiserschnitt überleben, folglich falsch. Angesichts dieser Umstände überzeuge es nicht, so Crantz, ihren Tod als nicht beabsichtigt zu bewerten.[31] Liegt der Tod der Mutter aber in der Absicht des Geburtshelfers, so begehe dieser einen Mord – folglich sei der Kaiserschnitt zu unterlassen. Zweitens sei die Prognose dieses Eingriffs auch für das Kind äußerst schlecht. Ein eingekeiltes Kind könne auch im Rahmen eines Kaiserschnitts kaum ohne tödliche Verletzungen aus dem Becken der Mutter befreit werden.

Einen weiteren Angriff gegen Winslows Haltung startete Crantz mit Blick auf die Fälle, in denen *Fäulniszeichen für den Tod des Kindes* sprechen. Winslow hatte für solche Situationen ebenfalls den Kaiserschnitt als Interventionsstrategie gefordert; und zwar wegen der auch dann noch vorhandenen, gleichwohl geringen Möglichkeit eines Irrtums. Crantz sah dagegen eine verkleinernde Operation am Kind als geboten an, um der Mutter zu helfen. Im Einklang mit seiner Kritik an Deisch zeigt sich auch hier seine Bereitschaft, das Kind im ethischen Sinne als tot zu bewerten, auch wenn sein Tod nicht irrtumsfrei festgestellt werden konnte. Nochmals wird deutlich, dass das Tötungsverbot im Denken des Wiener geburtshilflichen Lehrers nicht ohne Gegengewicht war.

Abwarten als Strategie

Als Konsequenz musste Crantz den Geburtsverlauf sich selbst überlassen, wenn bei schweren Geburten keine sicheren Todeszeichen des Kindes zu sehen waren, die Mutter bereits sehr entkräftet war und nur noch verkleinernde Operationen am Kind oder der Kaiserschnitt als Interventionen möglich schienen. Folge dieses Abwartens konnten der Tod der Mutter, der Tod des Kindes – oder auch von Mutter und Kind sein. Darüber war sich Crantz im Klaren. Offensichtlich bewertete er also das Abwarten – im Sinne von möglicherweise sterben lassen – anders als operativ zu intervenieren. Was unterschied diese beiden Strategien voneinander? Der Tod von Mutter oder Kind an sich konnte es nicht sein, da sich

---

31 Crantz benutzte damit die Prognose, die der Geburtshelfer professionell zu stellen hatte, als entscheidendes Zeichen für die Handlungsabsicht des Heilkundigen, nämlich die Mutter zugunsten des Kindes zu töten. Eine Entlastung des Geburtshelfers durch das verbreitete Argument der Doppelwirkung war damit in dieser Situation für Crantz ausgeschlossen; vgl. dazu Schulz (2002) 107 – 111 und Schulz, Stefan: Zur Ethik des geburtshilflichen Handelns bei Wilhelm Fabry von Hilden, in: Hildener Museumshefte 5 (1993) 13 – 70.

die beiden Interventionen in dieser Hinsicht nicht unterschieden.[32] Eine Deutung für Crantz' ethische Differenzierung eröffnet auch hier die These eines christlich-theologischen Denkstils, in dessen Rahmen dieser Unterschied entstand und wahrgenommen wurde. Etwas vereinfacht betrachtet entschied nämlich beim operativen Intervenieren der Geburtshelfer, ob die Mutter (Kaiserschnitt) bzw. das Kind (verkleinernde Operation) sterben sollte. Beim Abwarten blieb dagegen offen, ob die Mutter vor dem Kind oder das Kind vor der Mutter starb oder vielleicht auch beide ums Leben kamen. Ethisch entscheidend war damit nicht der Aspekt des *Unterlassens*, sondern der Aspekt des *Geschehenlassens* im abwartenden Verhalten des Geburtshelfers. Basis dieser besonderen Wahrnehmung eines moralisch relevanten Unterschiedes zwischen Abwarten und mechanisch Intervenieren könnte wiederum die Überzeugung gewesen sein, dass sich beim Abwarten der Wille Gottes realisiere, dem allein das Recht über Leben und Tod zukomme.[33]

Zusammenfassend lässt sich also festhalten: Crantz, Deisch und Winslow argumentierten im Rahmen eines traditionell christlich geprägten Wahrnehmungsrahmens, in dem die Projektion des Tötungsverbots auf die schwere Geburt von Theologen geformt wurde, die selbst auf eine Anfrage von Heilkundigen reagiert hatten. Resultat dieses Denkstils war das Prinzip, niemals die Mutter oder das Kind zugunsten des anderen ums Leben zu bringen, und die Bereitschaft, ethisch zwischen operativem Intervenieren und Abwarten zu unterscheiden. Weder Crantz noch Deisch oder Winslow stellten dies grundsätzlich in Frage. Insofern akzeptierten sie die normative Kraft der ethischen Vorgabe, die ihren technischen Fertigkeiten die Richtung wies. Doch im geburtshilflichen Alltag war oftmals zweifelhaft, ob das Kind noch lebte oder schon gestorben war. Dadurch ergab sich eine spezifische Kollision des Tötungsverbots mit dem Ziel, der Kreißenden zu helfen. Auf dieses Problemfeld waren die theologischen Autoritäten nicht eingegangen. Die drei Geburtshelfer gingen damit unterschiedlich um. In Winslows Text war das Gewicht des Tötungsverbots am größten, er schloss verkleinernde Operationen am Kind grundsätzlich aus und hielt nur den Kaiserschnitt für adäquat, wobei er die Prognose des Kaiserschnitts für die Mutter für nicht prinzipiell tödlich hielt. Bei Deisch war das Gewicht des Tötungsverbots am geringsten, er hielt es für moralisch geboten, in bestimmten Situationen verkleinernde Operationen bereits einzusetzen, wenn keine sicheren Lebenszeichen des Kindes festgestellt werden konnten. Crantz stand zwischen

---

32 Zum Unterschied zwischen Abwarten und operativ Intervenieren bei Crantz vgl. Schulz (2002) 114–116; vgl. Schulz (2009) 183–187.

33 Diese Interpretation wird durch die späteren Verwerfungen im Kreis der Wiener geburtshilflichen Lehrer zusätzlich unterstützt, die sich unter anderem in einer Gleichsetzung von Abwarten und mechanisch Intervenieren äußerte und mit einer Entwertung des christlichen Wahrnehmungsrahmens einherging.

diesen beiden Haltungen: Er hielt verkleinernde Operationen für legitim, wenn deutliche Zeichen des kindlichen Todes erkennbar und keine anderen Interventionen mehr möglich waren – wobei er den Kaiserschnitt für die Mutter als de facto tödlich einschätzte.

Geburtshilfliche Ethik und Gesundheitspolitik

Was wurde nun in der Folgezeit aus Crantz' grundlegender Wahrnehmung und Deutung der moralischen Probleme der schweren Geburt? Betrachtet man die geburtshilflichen Schriften der späteren geburtshilflichen Lehrer der Wiener Universität, nämlich jene von Raphael Johann Steidele (1737–1823),[34] Anton Rechberger (1731–1792)[35] und Simon Zeller (1746–1816),[36] so wird deutlich, dass die eben skizzierte Haltung über 30 Jahre lang in diesem Kollektiv grundsätzlich unangetastet blieb. Lassen sich Gründe dafür ausmachen?

Vom Streitfall zur Lehrmeinung

Erste Hinweise ergeben sich, wenn man die in den einzelnen Abschnitten zur schweren Geburt zitierte Literatur analysiert. Während Crantz bei der Konstitution seines Textes Zitate und Versatzstücke der bekanntesten Geburtshelfer aus ganz Europa zusammengetragen und der Begründung seiner Haltung sowie der Kritik abweichender Auffassungen einen breiten Platz eingeräumt hatte, nahm in den Folgetexten die Zahl der expliziten Zitate sowie die Breite und Tiefe der Diskussionen allmählich ab. Außerdem konzentrierten sich die späteren Autoren zunehmend auf Publikationen der Wiener Geburtshelfer, auch wenn sie die einschlägigen französischen, englischen und niederländischen geburtshilf-

---

34 Vgl. Schulz (2002) 55–60 und 144–154; vgl. Schulz (2009) 91–98 und 233–251. Steidele zitiert sogar das theologische Gutachten von 1648, vgl. Steidele, [Raphael] Johann: Abhandlung von dem unvermeidentlichen Gebrauch der Instrumente in der Geburtshülfe. Wien 1774, XI, und zwar nach Störck, Anton: De conceptu, partu naturali, difficili et praeternaturali. Wien 1757, 56. Vgl. Steidele, Raphael Johann: Sammlung verschiedener in der chirurgisch-praktischen Lehrschule gemachten Beobachtungen. Bd. 1–2. Wien 1776–1781, Bd. 3 [Wien] unter dem Titel: Sammlung verschiedener in der medicinisch- und chirurgisch-praktischen Lehrschule, theils auch ausser derselben gemachter Beobachtungen chirurgischer Vorfälle, und widernatürlicher Geburten sowie Steidele, Raphael Johann: Abhandlung von der Geburtshülfe, Teil 1–4. Wien 1812–1814.

35 Vgl. Schulz (2002) 53–55 und 154–156; vgl. Schulz (2009) 88–91 und 251–254; Rechberger, Anton Johann: Bekanntmachung einer besonderen Art von Hebel und dessen Anwendung und Nutzen in der Geburtshilfe. Wien 1779.

36 Vgl. Schulz (2002) 60–62 und 156–161; vgl. Schulz (2009) 98–101 und 254–262; Zeller, Simon: Grundsätze der Geburtshülfe. Wien 1781.

lichen Schriften nicht ganz ausklammerten. Schließlich fehlten Literaturbezüge fast völlig, wie etwa in Zellers Lehrbuch. In diese Entwicklung waren auch die moralischen Haltungen eingebunden. Sie entwickelten sich zu *statischen Lehrmeinungen.* Katalysiert und stabilisiert wurde dieser Prozess von zentralistisch ausgerichteten, hierarchischen Beaufsichtigungsstrukturen. In Wien war das so genannte *Protomedikat* die Schlüsselposition.[37] Die Protomedici, die ihr Amt auf Lebenszeit inne hatten, kontrollierten in dieser Zeit die Besetzung der Lehrämter, nahmen an den Abschlussprüfungen teil und waren für den Inhalt der Studienordnung und ihre Einhaltung verantwortlich. Sie kontrollierten auch über die Abschlussprüfungen und die Lehrbücher direkt den Inhalt der geburtshilflichen Lehre. Die universitären Lehrer selbst hatten dagegen nur einen geringen Einfluss. Insgesamt herrschte ein System, in dem die Durchsetzung von Kontrolle den entscheidenden Qualitätsstandard ausmachte.

In diesem Kontext ist bemerkenswert, dass Crantz' moralische Haltung nicht nur in den Schriften von Steidele, Rechberger und Zeller nachweisbar ist, sondern auch in denen von van Swietens Nachfolger Anton Störck (1731 – 1803) offensiv vertreten wurde. Störck, der bis 1803 das Amt des Wiener Protomedicus bekleidete, bezog sich in seiner Dissertation sogar expressis verbis auf das theologische Gutachten von 1648.[38] Auch die schon im Fall von Crantz und van Swieten auf der Ebene der gedruckten Fachtexte sichtbar gewordene enge Beziehung zwischen Geburtshelfer und Protomedicus lässt sich in den späteren Texten nachweisen. Ein weiteres Indiz dafür, dass die Geburtshilfe in Wien schließlich von einem *geschlossenen* Denkkollektiv getragen wurde, erwächst aus der Ausbildungssoziologie der Akteure: Bis in das 19. Jahrhundert hinein waren nach Crantz alle geburtshilflichen Lehrer der Wiener Universität in Wien selbst ausgebildet worden,[39] so dass sie nicht nur der Bewertung durch die Obrigkeit unterlagen, sondern auch dem Einfluss der bereits etablierten Heilkundigen in Wien bzw. deren Lehren.

Gesundheitspolitische Verwerfungen

Die stabilisierenden, traditionsfördernden Prozesse und Strukturen wurden in den 1780er Jahren aber in mehrfacher Hinsicht geschwächt. Die Perspektive der effektiven Kontrolle geriet zugunsten der Perspektive einer inhaltlich qualitätsvollen Ausbildung in den Hintergrund. Wie die Strukturreformen unter

---

37 Vgl. Schulz (2002) 8 – 48; vgl. Schulz (2009) 13 – 79.
38 Vgl. Störck (1757) 56.
39 Der erste nicht in Wien ausgebildete geburtshilfliche Lehrer in Wien war im 19. Jahrhundert Johann Philipp Horn (1774 – 1845), s.u.

Joseph II. belegen,[40] der nach dem Tod von Maria Theresia 1780 die Macht
übernommen hatte, verstand man dabei unter *Qualität* immer stärker eine
praktische Kompetenz und immer weniger eine klassische, literarische Gelehr-
samkeit. Von der Betonung der praktischen Kompetenz versprach man sich
einen größeren Nutzen für den Staat.

Mit Blick auf die Geburtshilfe waren die Auswirkungen dieses Perspektiv-
wechsels zunächst mehr äußerlicher Natur. Die Machtfülle des Protomedicus
Störck wurde beispielsweise unter Joseph II. geschwächt, indem man ihm 1783
einen Protochirurgus zur Seite stellte und später auch das Direktorat der Medizinischen Fakultät entzog – und damit die Aufsicht über die Lehre. Die Ei-
genverantwortlichkeit der Lehrer, der Experten für ihr jeweiliges Fachgebiet,
wurde dagegen gestärkt und ein Lehrerkollegium eingerichtet, das für alle Fragen der Lehre zuständig war. Parallel wurde die gesamte Universität umstruk-
turiert. Ausgehend von ersten Reformen in den späten 1740er Jahren wurde die
staatliche Kontrolle der Universität Schritt für Schritt ausgebaut, die Machtposition der Jesuiten abgebaut und die Universität für Nichtkatholiken geöffnet.
Anfang der 1780er Jahre wurde schließlich die universitätseigene Gerichtsbar-
keit und Vermögensverwaltung aufgehoben und die deutsche Sprache als Un-
terrichtssprache eingeführt.[41] Schließlich erfasste die Dynamik aber auch die
Geburtshilfe selbst: Die traditionelle Unterrichtsart wurde aufgebrochen, indem
die Theorie abgewertet und die klinische Praxis aufgewertet wurde. Ein deut-
liches Zeichen dieser Verwerfungen ist etwa die Einrichtung einer außeror-
dentlichen Professur für Praktische Geburtshilfe im Jahre 1789. Joseph II. setzte
Lukas Johann Boër (1751 – 1835) als ersten Professor für Praktische Geburtshilfe
durch; und zwar gegen den Willen des Protomedicus Störck, den der Kaiser
nicht selbst angestellt hatte. Gleichzeitig wurden Simon Zeller und Raphael
Johann Steidele die Lehrbefugnis entzogen.[42]

Lukas Johann Boër: ein Traditionsbruch

Boër hatte 1780 das geburtshilfliche Examen in Wien abgelegt. Seine Karriere
vollzog sich in unmittelbarer Nähe zu Joseph II., mit dem ihn eine persönliche
Beziehung verband. Der Kaiser vertraute nicht auf das traditionelle geburtshilfliche Wissen und die praktische Expertise in Wien und finanzierte Boër eine
ausgedehnte Bildungsreise, die den späteren Professor in alle wichtigen geburtshilflichen Zentren Europas führte. Am längsten hielt sich Boër in Paris und

---

40 Vgl. Schulz (2002) 8 – 48; vgl. Schulz (2009) 13 – 79.
41 Vgl. Schulz (2002) 12 – 16; vgl. Schulz (2009) 21 – 26.
42 Vgl. Schulz (2002) 62 – 66; vgl. Schulz (2009) 101 – 108.

London auf. Nach seiner Rückkehr wurde er 1788 zum kaiserlichen Leib-wundarzt ernannt. Ein Jahr später begann seine akademische Karriere als Pro-fessor. 1808 erfolgte seine Beförderung zum ordentlichen Professor für Prakti-sche Geburtshilfe, 1817 übernahm er schließlich auch den Lehrstuhl für Theo-retische Geburtshilfe.[43]

In einer 1793 erschienenen Publikation von Boër[44] wird nun zum ersten Mal im Kreis der geburtshilflichen Lehrer der Wiener Universität ein Bruch mit der tradierten und zu einer festen Lehrmeinung geronnenen Haltung gegenüber den moralischen Problemen der schweren Geburt sichtbar.[45] Die traditionelle Hal-tung wurde durch die neue Perspektive *Wert des Lebens* kontaminiert. Boër betonte in seiner Diskussion der schweren Geburt: »Es koemmt naemlich darauf an zu bestimmen, in welchem Werthe das Leben der Mutter, und in welchem Werthe das Leben des Kindes stehe.«[46] Dieser Blick erhielt seine spezifische Gestalt durch einen neuen Wahrnehmungsrahmen, der neben den traditionellen Deutungsmustern im Kontext des aufgeklärten Absolutismus Josephs II. kon-stituiert und auf die schwere Geburt übertragen wurde.[47] Boër verwies bei-spielsweise mit Nachdruck auf den Nutzen der Geburtshilfe für den Staat[48] und interpretierte Schwangerschaft und Mutterrolle als Bestimmung der Frau.[49] Moralische Konnotationen leitete er auch aus den Gefühlen der Menschen ab, mit Blick auf die schwere Geburt insbesondere aus der Freude am Leben und aus der Angst vor dem Tod. Der so entstandene neue Wahrnehmungsrahmen *Wert des Lebens* verdrängte allerdings den traditionell christlich geprägten Wahr-nehmungsrahmen nicht ganz: Es stellte sich ein neues moralisches Gleichge-wicht ein. Die Folgen waren vielfältig: So verlor beispielsweise die moralische Differenzierung zwischen Abwarten und mechanisch Intervenieren ihre Be-

---

43 Vgl. zu Boërs Ausbildung die Zusammenfassung bei Schulz (2002) 62 – 66; vgl. Schulz (2009) 101 – 108.

44 Boër, Lukas Johann: Gedanken über Kaiserschnitt, und Enthirnung der Frucht im Mutter-leib, in: ders., Abhandlungen und Versuche geburtshilflichen Inhalts, Bd. 1. Wien 1793, 45 – 58.

45 Vgl. Schulz (2002) 170 – 177; vgl. Schulz (2009) 278 – 289.

46 Vgl. Boër (1793) 53; vgl. auch Colland, Friedrich: Unterricht in der Geburtshilfe, worinnen alles sowohl für Hebammen, als Geburtshelfer zu wissen Erforderliche enthalten ist. Wien 1787, 522: »[…] so wird jeder denkende, und menschfreundliche Mann, nicht nur die Leiden des Kranken, sondern auch den Werth des Lebens, wohl in Erwegung ziehen […].«

47 Eine bedeutende Folie, vor der die Perspektive »Wert des Lebens« in Wien entstand und mit Inhalt gefüllt wurde, war im Speziellen die Konjunktur staatsutilitaristischer Sichtweisen; vgl. dazu unten den Abschnitt »Spurensuche«.

48 Der Nutzen der Geburtshilfe für den Staat ist eines der zentralen Motive von Boërs An-trittsvorlesung aus dem Jahre 1789, vgl. Boër, Lukas Johann: Rede, vorgetragen bey meinem Antritte des öffentlichen Lehramtes an der Wiener praktischen Schule der Geburtshilfe im September 1789, in: Boër (1793) 15 – 43.

49 Vgl. etwa Boër (1793).

deutung. Das Gebot zu Helfen wog unter dem Eindruck des neuen Wahrnehmungsrahmen Wert des Lebens deutlich mehr als das Tötungsverbot, eine verkleinernde Operation am Kind zur Rettung der Mutter schien nun geboten, wenn keine sicheren Zeichen mehr für das Leben des Kindes sprachen. Damit nahm Boër in Kauf, dass zahlreiche lebende Ungeborene wie tote Kinder behandelt wurden – was er aber eben nicht mehr in der Art und Weise als problematisch wahrnahm wie etwa ehemals Crantz.

Individueller und gesellschaftlicher Wert des Lebens

Boër unterschied *zwei Arten des Wertes* eines Lebens: den Wert, »den das Individuum selbst darauflegt«, und den »Werth, den die Gesellschaft auf das Leben eines Individuums setzt.«[50] Den individuellen Wert des Lebens taxierte Boër in utilitaristisch anmutender Art und Weise folgendermaßen: »Dieser Anschlag des Lebens ist nicht willkührlich, sondern nothwendig, und muß nach der Verschiedenheit des mehr und minder vollkommenen Körperbaus, der Stärke des Lebens, und des sinnlichen Gefühls, nach der Art und dem Bewusstsein des Genusses vom Leben, nach der Furcht und dem Abscheu vor dem Tod, und nach der Größe und der Dauer der Leiden, unter welchen derselbe herannaht, angesetzt werden.«[51] Benutzte man diesen Maßstab, so war für Boër zweifelsfrei sicher, dass das mütterliche Leben weitaus wertvoller war als das Leben des ungeborenen Kindes, »einer Frucht, welche noch nicht recht zu leben angefangen hat, nicht moralisch fühlt, nicht denkt, nicht handelt.«[52] Diese Argumentation erinnert stark an das Wert-Kalkül, wie es aus dem englischen Utilitarismus des späten 18. Jahrhunderts bekannt ist.[53] Boër lehnte sich damit eng an englische Geburtshelfer wie William Osborn (1732–1808) an.[54] Im Kreis der englischen Geburtshelfer wurde utilitaristisch für verkleinernde Operationen am lebenden Kind argumentiert, um die Mutter zu retten – falls keine anderen heilkundlichen Interventionen mehr übrig geblieben waren, um dieses Ziel sicher zu erreichen. Eine Freigabe der verkleinernden Operationen am sicher als

---

50 Boër (1793) 54.
51 Boër (1793) 53–54.
52 Boër (1793) 54–55.
53 Vgl. etwa Benthams, Jeremy: An introduction to the principles of morals and legislation, ed. by J[ames] H. Burns and H[erbert] L. A. Hart. London 1970 [EA London 1789], bes. 38–41.
54 Vgl. Boër (1793) 57. Vgl. auch Osborn, William: William Osborn's der Arzneiwissenschaft Doktors, der Entbindungskunst öffentlichen Lehrers und praktischen Geburtshelfers zu London Versuche über die Geburtshilfe in natürlichen und schweren Geburten / nebst Dr. Alexander Hamilton's Briefen an den Verfasser über verschiedene seiner Lehrsätze aus dem Englischen übersetzt von Dr. Christian Friedrich Michaelis. Liegnitz 1794, bes. 135–144 und 312–315.

lebend erkannten Kind vertrat Boër allerdings nicht. Genau an diesem Punkt spiegelt sich das noch vorhandene argumentative Gewicht des früher so dominanten Tötungsverbots wider. Vom Ergebnis her ähnelte Boërs Standpunkt daher der Haltung, die der Augsburger Wundarzt Andreas Deisch eingenommen hatte, ihre Fundierung war nun jedoch eine ganz andere.

Spurensuche

Boërs Blick auf den Wert des Lebens im Zusammenhang mit der schweren Geburt war also neu. In dieser Hinsicht kann seine Haltung als ein Bruch in der Wiener Tradition interpretiert werden, der sich zeitgleich mit einer gesundheitspolitisch motivierten Umstrukturierung der geburtshilflichen Lehre ereignete. Einzelne Merkmale des Wahrnehmungsrahmens »Wert des Lebens« waren allerdings schon deutlich früher in die Wiener geburtshilflichen Texte eingedrungen. Steidele, Rechberger und Zeller hatten bereits den Nutzen der Geburtshilfe für den Staat betont:[55] Sie trage etwa dazu bei, die Bevölkerungszahl zu erhöhen. Unmissverständlich klingt in diesem Kontext auch die Bereitschaft an, den einzelnen Menschen nach seinem Nutzen für den Staat zu bewerten und vor dieser Folie auch die Bedeutung von Schwangerschaft und Mutterrolle wahrzunehmen. Im Zusammenhang mit den moralischen Problemen der schweren Geburt argumentierten diese Autoren aber nicht mit dem Wert des Lebens wie Boër, sondern bezogen einen ganz traditionellen Standpunkt. Der Nutzen der Geburtshilfe für den Staat diente in den Texten von Steidele, Rechberger und Zeller primär der Legitimierung der Geburtshilfe und der Tätigkeit des Geburtshelfers im Allgemeinen, nicht aber der Legitimierung einzelner geburtshilflicher Handlungen. Damit stand er in einem engen Zusammenhang mit der Professionalisierung der männlichen Geburtshilfe in Lehre und Praxis, während die einzelnen geburtshilflichen Handlungen mehr den stabilisierenden, traditionsbildenden Einflüssen unterworfen waren, die das Ausbildungssystem vor dem Hintergrund der zentralistisch ausgerichteten Beaufsichtigungsstrukturen repräsentierte. 1787, also zwei Jahre vor dem Dienstantritt Boërs hatte dann der Wiener Geburtshelfer Friedrich Colland (1755 – 1815)[56] ein geburtshilfliches Lehrbuch publiziert, in dem der Wert des Lebens erstmals in Wien auch im Zusammenhang mit der schweren Geburt eine entscheidende Rolle spielte.[57] Friedrich Colland war Ende der 1790er Jahre ein wichtiger Kan-

---

55 Vgl. Schulz (2002) 144 – 161; vgl. Schulz (2009) 233 – 262.
56 Vgl. zu Colland Schulz (2002) 66 – 67 und 161 – 170; vgl. Schulz (2009) 108 – 109 und 262 – 278.
57 Colland (1787).

didat bei den Bewerbungen um den Lehrstuhl der Theoretischen Geburtshilfe.
Trotz einflussreicher Gönner hatte er sich aber nicht gegen Steidele durchsetzen
können und wurde schließlich 1803 Professor der Theoretischen und Praktischen Geburtshilfe in Krakau. In Collands Text von 1787 scheinen die gleichen
Elemente auf wie bei Boër: Das Leben des Kindes wird im Vergleich zum Leben
der Mutter abgewertet, wobei sowohl der Wert des Lebens für den Staat als auch
für die eigene Person fokussiert werden. Mit Blick auf die moralisch relevante
Wahrscheinlichkeitsgrenze zwischen Leben und Tod des Kindes hatte bei Colland die neue Perspektive allerdings noch nicht die gleiche Wirkung wie bei
Boër: Im Hinblick auf verkleinernde Operationen forderte Colland noch »mehr
Zeichen für den Tod als für das Leben des Kindes«[58] und begnügte sich nicht wie
Boër mit dem Fehlen *sicherer* Lebens-Zeichen.

Johann Philipp Horn: moralische und gesundheitspolitische Restauration

Die Konjunktur des neuen Wahrnehmungsrahmens war aber nicht von Dauer.
Johann Philipp Horn (1774–1845), der 1822 berufene Nachfolger Boërs im
Lehramt der Theoretischen Geburtshilfe,[59] lehnte es – im Unterschied zu einer
früheren Publikation – in seinem Lehrbuch von 1825 entschieden ab, die moralischen Probleme der schweren Geburt zu lösen, indem der Wert des kindlichen Lebens gegen den Wert des mütterlichen Lebens abgewogen wurde.[60]
Stattdessen betonte er wieder die Verbindlichkeit des Tötungsverbots und re-
aktivierte den moralischen Unterschied zwischen operativem Intervenieren und
Abwarten. Diese *moralische Restauration* war eingebettet in allgemeine ge-
sundheitspolitische Prozesse.[61] Joseph II. war 1790 gestorben. Unter dem Eindruck der Französischen Revolution waren in Wien Tendenzen stark geworden,
die unter Joseph II. durchgeführten Reformen rückgängig zu machen, auch im
Bereich der Universität und der Gesundheitspolitik. Einige Beispiele sollen dies
verdeutlichen: Das Amt des Protomedicus wurde wieder gestärkt, indem das

---

58 Colland (1787) 225–226.
59 Den Lehrstuhl für Praktische Geburtshilfe übernahm Johann Klein (1788–1856), der allerdings kein geburtshilfliches Lehrbuch publizierte; vgl. Schulz (2002) 75–76; vgl. Schulz
   (2009) 123–124.
60 Horn, Johann Philipp: Theoretisch-praktisches Lehrbuch der Geburtshülfe zum Gebrauch
   bey seinen Vorlesungen und für angehende Geburtshelfer und Hebammen. Teil 1 und 2.
   Wien 1814; Horn, Johann Philipp: Lehrbuch der Geburtshülfe zum Unterricht für Hebammen […]. Wien 1825.
61 Vgl. Schulz (2002) 8–48 und 67–68; vgl. Schulz (2009) 13–79 und 110–112; sowie zu Horn
   Schulz (2002) 67–68 und 177–189; vgl. Schulz (2009) 110–112 und 289–308.

Professorenkollegium entmachtet und das Protomedikat 1802 wie früher mit dem Direktorat der Medizinischen Fakultät verbunden wurde. Die Inauguraldissertation wurde wieder in Kraft gesetzt, schließlich den Professoren die Erlaubnis entzogen, das Dekanat zu bekleiden. Das Studium wurde ausländischen Studierenden erschwert, für das Heilpersonal wurden spezielle Instruktionen erlassen, auch für die Lehrer der Geburtshilfe. Kurzum: *Kontrolle* hatte wieder als Qualitätsstandard Konjunktur. Mit dieser Restauration ging eine Reaktivierung älterer medizinischer Vorstellungswelten Hand in Hand. Diese wurden als verlässlich wahrgenommen, während Neues und aus dem Ausland Stammendes mit negativen politischen Konnotationen aufgeladen und abgelehnt wurde. Zentrale Figur in diesem Prozess war Andreas Joseph Stifft (1760 – 1836), der als Nachfolger Störcks von 1803 bis 1836 das Amt des Protomedicus bekleidete. Prominente Opfer der medizinischen Restauration in Wien[62] wurden bekanntlich in den ersten Jahren des 19. Jahrhunderts etwa Johann Peter Frank (1745 – 1821) und Franz Joseph Gall (1758 – 1828). In diesem Zusammenhang scheint es nicht zufällig, dass der 1822 aus seinem geburtshilflichen Amt gedrängte Lukas Johann Boër zu den ehemals von Johann Peter Frank unterstützten Professoren gehörte.

Weitere Indizien unterstützen den Zusammenhang der politischen und der moralischen Restauration: In den literarischen Referenzkollektiven, auf die Horn in seinem Lehrbuch zurückgriff, dominierten eindeutig die deutschsprachigen Publikationen. Auch die älteren Publikationen der Wiener Geburtshelfer waren in den Hintergrund getreten. Für die Ablehnung der für Boër dominanten Perspektive des Wertes des Lebens spielte möglicherweise auch eine Rolle, dass sie in den ersten Jahrzehnten des 19. Jahrhunderts im deutschsprachigen Raum regelmäßig als »englisch«, als »ausländisch«, kritisiert wurde.[63] Verwerfungen ereigneten sich in dieser Zeit aber nicht nur mit Blick auf die zentrale moralische Problematik der schweren Geburt. So veränderte sich die Haltung der geburtshilflichen Lehrer zur Aufklärung der Kreißenden und ihrer Angehörigen. Ein nun als *natürlich* wahrgenommener Geschlechtsunterschied, der Mann und Frau grundsätzlich verschiedene Charaktereigenschaften zusprach, wurde jetzt als Rechtfertigung benutzt, um die Kreißende zu ihrem eigenen Nutzen nicht vollständig aufzuklären und stattdessen ihre Angehörigen, besonders ihren Ehemann, über die vorliegende medizinische Situation sowie die Risiken und Chancen der möglichen geburtshilflichen Interventionen zu

---

62 Vgl. zusammenfassend Schulz (2002) 20 – 24; vgl. Schulz (2009) 33 – 39.

63 Vgl. dazu exemplarisch den Streit zwischen Friedrich Benjamin Osiander (1759 – 1822) und Boër; vgl. Schlumbohm, Jürgen: »Die edelste und nützlichste unter den Wissenschaften«: Praxis der Geburtshilfe als Grundlegung der Wissenschaft, ca. 1750 – 1820, in: Hans Erich Bödeker; Peter H. Reill; Jürgen Schlumbohm (Hg.): Wissenschaft als kulturelle Praxis, 1750 – 1900. Göttingen 1999, 275 – 297, bes. 294 – 295.

informieren. Horn ging aber nicht so weit, im Extremfall eine Intervention gegen den Willen der Kreißenden zu fordern.[64]

Zusammenfassung

Mit Blick auf die moralisch relevanten Haltungen gegenüber der schweren Geburt, aber auch auf die jeweils dominierenden ethischen Denkstile werden in den geburtshilflichen Publikationen der Wiener geburtshilflichen Lehrer sowohl Kontinuitäten wie auch Verwerfungen sichtbar. Veränderungen waren von der Etablierung neuer Wahrnehmungsrahmen abhängig. Typischerweise verdrängten in diesem Prozess die neuen nicht die älteren Wahrnehmungsrahmen, sondern diese zeigten starke Beharrungstendenzen. Die moralischen Haltungen und Argumentationen der Wiener geburtshilflichen Lehrer imponieren vor diesem Hintergrund als Gleichgewicht verschiedener moralisch relevanter Wahrnehmungs- und Deutungsmuster; als ein Gleichgewicht, das vom kollegialen Umfeld der Autoren ebenso abhängig war wie von den zeitgleich verlaufenden gesundheitspolitischen Prozessen. Diese wirkten auf die moralischen Haltungen gegenüber der schweren Geburt sowohl stabilisierend als auch dynamisierend. Die dynamisierenden Prozesse waren zuerst in standespolitischer Hinsicht nachweisbar, erst in einem zweiten Schritt in der Diskussion ethisch relevanter geburtshilflicher Problemfälle. Für einige Jahre bekam im Umfeld der schweren Geburt in Wien das neue, *utilitaristisch* gefärbte Argument des *Wertes des Lebens* gegenüber dem *christlich* geprägten *Tötungsverbot* besonderes Gewicht, wurde dann aber wieder in den Hintergrund gedrängt. Im speziellen verschob sich dabei mit Blick auf das hier beispielhaft fokussierte Tötungsverbot in schweren geburtshilflichen Fällen die *Wahrscheinlichkeitsgrenze*, ab der nach Meinung der einzelnen Autoren ein noch nicht geborenes Kind im moralischen Sinne als totes Kind bewertet wurde und daher mit verletzenden Operationen zur Rettung des mütterlichen Lebens traktiert werden durfte.

Insofern bestätigte sich für das Kollektiv der Wiener geburtshilflichen Lehrer die Hypothese, dass die gesundheitspolitischen Strukturen und Absichten der Obrigkeit den entscheidenden Rahmen für die publizierten Haltungen und Argumentationen in den geburtshilflichen Lehrbüchern setzten.

---

64 Vgl. Schulz (2002) 177 – 189; vgl. Schulz (2009) 289 – 308.

Karen Nolte

Ärztliche Praxis am Sterbebett in der ersten Hälfte des 19. Jahrhunderts[*]

Sterbebegleitung gehörte im frühen 19. Jahrhundert selbstverständlich zu den ärztlichen Aufgaben. Hierbei stand für Ärzte nicht nur die medizinische Behandlung im Vordergrund, sondern auch der Anspruch, für Sterbenskranke menschlich zu sorgen. Welche Handlungsmaximen studierte Mediziner sich selbst für den Umgang mit unheilbar Kranken und Sterbenden im frühen 19. Jahrhundert setzten, wie sie selbst deren Umsetzung in publizierten Fallberichten beschrieben und inwieweit sich diese ethischen Leitlinien auch in unpublizierten Krankengeschichten wiederfinden lassen, wird Gegenstand des vorliegenden Beitrags sein. Es liegen zwar schon einige Studien vor, welche vor allem deontologische Schriften analysiert haben – die ärztliche Praxis im Umgang mit Schwerkranken und Sterbenden hingegen ist bislang nicht untersucht worden.[1]

Einblick in die ärztliche Praxis bieten publizierte Fallberichte, handschriftliche Krankengeschichten und auch Selbstzeugnisse von Krankenschwestern, die aus ihrer Sicht über das Verhalten der Ärzte am Sterbebett berichten. Handschriftliche Quellen aus der Praxis können aus quellenkritischer Perspektive, nach Reflexion ihres Entstehungskontextes, problemlos zur Rekonstruktion ärztlicher Praxis herangezogen werden. Die Verwendung der von

* Dieser Beitrag geht aus dem von der Fritz-Thyssen-Stiftung geförderten und von Michael Stolberg geleiteten Projekt: »Wege zu einer Alltagsgeschichte der medizinischen Ethik. Der Umgang mit Schwerkranken 1500–1900« hervor. Ich danke Katharina Schilling für ihre Hinweise zur medikamentösen palliativen Therapie im frühen 19. Jahrhundert.
1 Vgl. u. a. Brand, Ulrich: Ärztliche Ethik im 19. Jahrhundert. Der Wandel ethischer Inhalte im medizinischen Schrifttum. Ein Beitrag zum Verständnis der Arzt-Patienten-Beziehung. Freiburg 1977, 150–155. Für das 18. Jahrhundert vgl. ferner Pohl, Klaus-Peter: Unheilbar Kranker und Sterbender – Problemfälle ärztlicher Deontologie. Stellungnahmen aus dem 18. Jahrhundert und ihre historischen Voraussetzungen. Diss. Med. Münster 1982; Benzenhöfer, Udo: Der gute Tod? Euthanasie und Sterbehilfe in Geschichte und Gegenwart. München 1999, 61–76; Bergdolt, Klaus: Das Gewissen der Medizin. Ärztliche Moral von der Antike bis heute. München 2004, 109–121. Für die ärztliche Praxis am Sterbebett in England vgl. Porter, Roy: Death and the Doctors in Georgian England, in: Ralph Houlbrooke (Hg.): Death, Ritual, and Bereavement. London 1989, 77–94.

Ärzten publizierten Fallbeschreibungen für diese Fragestellung erfordert hingegen ausführlichere methodische Überlegungen. Die Analyse von medizinischen Fallberichten, die vorwiegend in Fachzeitschriften, zuweilen auch in Dissertationen oder Fachbüchern publiziert wurden, bietet sich an, da Ärzte in diesen Texten ethische Fragen im Umgang mit Sterbenden im praktischen Vollzug beschrieben. In diesen Fallbeschreibungen steht in der Regel die Darstellung von Behandlungsmethoden im Vordergrund. Was die Ärzte in diesem Kontext über ihr Verhalten in einer Dilemma-Situation schrieben, konnte sich zuweilen differenzierter darstellen als die Aussagen in der ärztlichen Pflichtenlehre annehmen lassen. Zudem gewähren die publizierten Fallgeschichten in der ersten Hälfte des 19. Jahrhunderts noch vielschichtige Einblicke in die alltäglichen Interaktionen zwischen Ärzten und Kranken. Zweifel des Arztes und abweichende Meinungen von anderen – zuweilen auch nicht studierten – Heilpersonen finden sich ebenso in diesen Fallbeschreibungen wie die von Patienten und Patientinnen selbst.[2] Bei aller methodischer Vorsicht lassen also auch diese für das Fachpublikum geschriebenen Fallbeschreibungen Rückschlüsse auf die ärztliche Praxis im Umgang mit Schwerkranken in der ersten Hälfte des 19. Jahrhunderts zu.

Einen detaillierten Einblick in ärztliches Handeln bei der Sterbebegleitung im häuslichen Bereich bieten die von Conrad Heinrich Fuchs (1803 – 1855) zu Lehr- und Forschungszwecken gesammelten Krankengeschichten.[3] Diese medizinischen Fallbeschreibungen wurden vermutlich auf der Grundlage von tabellarischen Notizen, welche die Ärzte und Praktikanten am Krankenbett niedergeschrieben hatten, zeitnah nach Abschluss der Therapie bzw. nach dem Tod der Patienten und Patientinnen erstellt.[4] Allerdings wurden nur ausgewählte Krankengeschichten aus der studentischen und ärztlichen Arbeit in den Polikliniken der Universitäten Würzburg und Göttingen zu Lehrzwecken in diesen Büchern dokumentiert.[5] Fuchs, ein Schüler des Begründers der naturhistorischen Schule,

---

2 Vgl. hierzu Nolte, Karen: Vom Verschwinden der Laienperspektive aus der Krankengeschichte – medizinische Fallberichte im 19. Jahrhundert, in: Sibylle Brändli-Blumenbach/Barbara Lüthi/Gregor Spuhler (Hg.): Zum Fall machen, zum Fall werden. Wissensproduktion und Patientenerfahrung in Medizin und Psychiatrie des 19. und 20. Jahrhunderts. Frankfurt/M. 2009, 33 – 61.

3 Fuchs, Conrad Heinrich (1803 – 1855): Krankengeschichten, HSD SUB Göttingen, 8 Cod. Ms. Hist. Nat. 61: I-XI. Die Bände lagern in der Handschriftenabteilung der SUB Göttingen.

4 Anonymus: Die ärztliche Besuchs-Anstalt der erkrankten Armen und Ambulante Klinik in Würzburg – Anhang, Würzburg 1820.

5 Die Würzburger Poliklinik behandelte eine recht große Zahl von mittellosen Kranken. So ist der »Medicinischen Statistik« Franz Rineckers aus dem Jahre 1848 zu entnehmen, dass zwischen 1837 und 1847 9.258 Kranke durch die Poliklinik versorgt wurden, darunter 6.736 Frauen. Dies entsprach – so Rinecker im Weiteren – vollkommen dem »Uebergewicht der weiblichen Almosenempfänger über die männlichen«, auch hätten Frauen aufgrund ihres Geschlechts eine »vermehrte Krankheitsanlage«, vgl. Franz Rinecker: Medicinische Statistik

Johann Lukas Schönlein (1793 – 1864), leitete von 1833 bis 1837 die Universitäts-Poliklinik in Würzburg, bevor er 1838 den Ruf nach Göttingen annahm und dort zugleich Direktor der Medizinischen Klinik wurde. Teil dieser Klinik war auch die Poliklinik der Universität Göttingen. Es ist aus Sicht der Historikerin ein Glücksfall, dass Fuchs die Bände mit den Krankengeschichten von Würzburg nach Göttingen mitnahm, in der dortigen Poliklinik weiterführen ließ und der Universitätsbibliothek Göttingen diese Bände nach seinem Tod überließ. Auf diese Weise wurden seltene Zeugnisse aus der Praxis zweier frühmoderner Polikliniken überliefert.

Eine weitere Perspektive auf ärztliches Handeln am Sterbebett um 1850 bieten die Briefe der im ersten deutschen Diakonissenmutterhaus in Kaiserswerth bei Düsseldorf ausgebildeten Krankenschwestern. Die Diakonissen berichteten dem Vorsteherpaar der Diakonissengemeinschaft seit den 1840er Jahren regelmäßig von ihren Einsatzorten, von Krankenhäusern, aus der Privatpflege und aus der Gemeindepflege über ihre täglichen Erlebnisse und Erfahrungen.[6]

Ärztliche Schriften zum Umgang mit Sterbenden

Der Göttinger Professor Karl F. H. Marx (1796 – 1877) argumentierte in seiner 1827 publizierten Schrift »Ueber Euthanasie«, dass »diejenige Kunst, welche alle drängenden Symptome der Krankheit unterdrückt, jeden schmerzlichen Anfall mäßigt und die Todesstunde, die nicht abgewehrt werden kann, so leicht als möglich vorbereitet«,[7] zu den wichtigsten Pflichten des Arztes gehöre. Er sprach für viele seiner Kollegen, die nicht müde wurden, zu betonen, dass die menschliche Begleitung Sterbender ebenso eine Pflicht des Arztes sei wie die medizinische Behandlung.[8] Aus heutiger Sicht bemerkenswert ist, dass nicht nur

---

der poliklinischen Anstalt an der Julius-Maximilians-Universität zu Würzburg in ihrem vierten Decenium 1837 – 1847. Würzburg 1848, 20.

6 Die Briefe lagern im Archiv der Fliedner-Kulturstiftung in Kaiserswerth. Sie sind jeweils nach Krankenhäusern und den Orten der Gemeindepflege geordnet. Die Briefe aus der Privatpflege sind nach Jahren geordnet in einem gesonderten Bestand aufbewahrt.

7 Marx, Karl: Ueber Euthanasie. Berlin 1827, 4.

8 Vgl. Reil, Johann Christian: Entwurf einer allgemeinen Therapie. Halle 1816, 560 – 582; Lebrecht, Leo: Der Arzt im Verhältnisse zur Menschheit und zur Kunst. Ein Versuch. Mainz 1821, 102 – 107; Gossenweiler, J. C: Erinnerungen an die Sorge für einen ruhigen und leichten Tod (Euthanasie), in: Schweizerische Zeitschrift für Natur- und Heilkunde 3 (1838) 1, 35 – 36; Anonymus: Vom Verhalten der Ärzte gegen unheilbare Kranke und Sterbende, in: Allgemeine medizinische Annalen des neunzehnten Jahrhunderts 1806, 538 – 546; Choulant, Ludwig: Der junge Arzt am Krankenbette. Leipzig 1823, 44 – 45; Klohss, Karl Ludwig: Die Euthanasie. Die Kunst den Tod zu erleichtern. Berlin 1835. Vgl. hierzu auch Brand (1977) 150 – 155. Für das 18. Jahrhundert vgl. ferner Pohl (1982) 152 – 155. Pohl vertritt die These, dass erst zum Ende des 18. Jahrhunderts das hippokratische Prinzip, Sterbenden keine ärztliche Behandlung zu

die »äußere Euthanasie« – die Linderung körperlicher Beschwerden und
Schmerzen – sondern auch die »innere Euthanasie« – die Sorge um den seelischen Zustand des Sterbenden – als genuin ärztliche Aufgabe definiert wurde.
Die Ärzte machten hier insbesondere den Geistlichen ihren Platz am Sterbebett
streitig. Die geistliche Fürsorge wurde zuweilen aus medizinischer Sicht heftig
kritisiert: Pfarrer würden nicht selten von den Sterbenskranken als »Todesbo-
ten« wahrgenommen und daher lebensverkürzende »Gemüthserschütterungen«
hervorrufen, da die Schwerstkranken schon beim Erscheinen des Geistlichen am
Krankenbett große Todesfurcht bekämen. Marx charakterisierte es gar als
Ausdruck ärztlicher Fürsorge, wenn der Arzt den Pfarrer vom Krankenbett
fernhalte und stellte dem Geistlichen den Arzt als »Priester der Natur«, der
Hoffnung spende, gegenüber:

> »Naht der Geistliche dem Krankenbette, der nicht sonst an demselben gesehen wurde,
> so erscheint er als Todesbote. Sein himmlischer Trost, den er zu geben sich bemüht, läßt
> nicht selten Schrecken, Angst und allzuheftige Gemüthsbewegung zurück. Hingegen
> beim Arzte, den der Kranke zu sehen gewohnt ist, aus dessen Hand er Erleichterung
> seines Uebels, aus dessen Munde erlabende Worte der Hoffnung und der Genesung fast
> täglich vernimmt, der immer erwünscht und ersehnt zu ihm eintritt, bei diesem denkt
> er nicht ans Sterben; auch wenn dieser, bei steigender Gefahr, durch gewisse Umstände
> gezwungen, leise daran erinnern muß.«[9]

Der Mainzer Arzt Leo Lebrecht (1796 – 1834) betonte besonders das fürsorglich-
pflegende Verhalten des Arztes am Sterbebett:

> »Besonders wohltuend ist es dem Sterbenden eine Hand, oder beide mit den Händen zu
> halten, die Stirne anzuhauchen, mit Wein oder wohlriechenden Wässern Stirn, Schläfe,
> Herzgrube, Hände und Füße zu waschen, lauter Mittel die ledige Kraft zu erhöhen. So
> erscheint denn der Arzt nicht als ein Quäler, sondern als Helfer; der im Geiste des
> Allmächtigen den Sterbenden hinübergeleitet.«[10]

Die »Euthanasia medica« – die Kunst das Sterben zu erleichtern – gehörte also
unbestritten zum Selbstverständnis der Ärzte im frühen 19. Jahrhundert.[11] Ende

---

Teil werden zu lassen, endgültig von Ärzten aufgegeben und stattdessen eindeutig die
ärztliche Pflicht zur Sterbebegleitung propagiert worden sei. Michael Stolberg hingegen hat
nachgewiesen, dass diese hippokratische Anweisung in der Frühen Neuzeit nur rhetorisch
befürwortet wurde, da sich im 16. und 17. Jahrhundert bereits eine Vielzahl detaillierter
Beschreibungen palliativer Behandlungen in kasuistischem Material finden lassen, vgl.
Stolberg, Michael: ›Cura palliativa‹. Begriff und Diskussion der palliativen Krankheitsbe-
handlung in der vormodernen Medizin (ca. 1500 – 1850), in: Medizinhistorisches Journal 42
(2007) 7 – 29.

9 Marx (1827) 13 – 14; Klohss vertrat gar die Ansicht, dass Ärzte die Aufgabe des Geistlichen
   am Sterbebett übernehmen sollten, vgl. Klohss (1835) 150 – 153.
10 Vgl. Lebrecht (1821) 106 – 107.
11 Vgl. auch Benzenhöfer (1999) 61 – 76; Kruse, Torsten: Ars moriendi. Aufgabe und Mög-

des 19. Jahrhunderts sah Samuel Simon in seinem Handbuchartikel zum Stichwort »Euthanasie«, nur noch die »äußere Euthanasie« als ärztliche Aufgabe an. Auch Albert Moll trennte zwischen der ärztlichen Sorge für den sterbenden Körper und den geistlichen Bemühungen um die Seele des Sterbenden.[12] Neben den Geistlichen kümmerten sich ab Mitte des 19. Jahrhunderts zunehmend auch konfessionelle Krankenschwestern um den Seelenzustand sterbender Kranker. So wurde in dem Pflegeverständnis, das von Theodor Fliedner (1800 – 1864) im ersten deutschen Diakonissenmutterhaus in Kaiserswerth geprägt wurde, der Pflege Sterbender, der »Seelenpflege«, ein hervorragender Stellenwert zugeschrieben. Die ersten Diakonissen wurden allerdings auch in der »leiblichen Krankenpflege« sorgfältig ausgebildet.[13]

Wahrheit am Krankenbett

Die Frage nach der »Wahrheit am Krankenbett« wurde von Ärzten um 1800 sehr differenziert diskutiert. Einige Mediziner hoben hervor, dass schon der Anspruch, eine sichere Prognose und somit den Zeitpunkt des Todes vorherbestimmen zu können, problematisch sei. Sie verwiesen auf die Grenzen der medizinischen Wissenschaft und so auch auf die der ärztlichen Kunst.[14] Eindringlich beschrieb ein Arzt im »Allmanach für Ärzte und Nichtärzte« die Auswirkungen einer voreilig gestellten letalen Prognose:

> »Der behutsame Arzt kann also nach den Regeln der Wissenschaft nicht sogleich über Leben und Tod richten, ohne sich der Gefahr des Irrthums auszusetzen [...]. Ich sah fromme Seelen, welche die Auflösung eifrigst wünschten [...] und bemerkte die schnellste Veränderung im Gesichte, die Niedergeschlagenheit des Geistes, die un-

---

lichkeit der Medizin, in: Harald Wagner (Hg.): Ars moriendi. Erwägungen zur Kunst des Sterbens. Freiburg 1989, 99 – 116.

12 Vgl. Simon, Samuel: Euthanasie, in: Albert Eulenburg (Hg.): Real-Encyclopädie der gesammten Heilkunde. Medicinisch-chirurgisches Handwörterbuch für practische Ärzte, Bd. 6. Wien 1886, 640 – 641. Vgl. zur Zeit um 1900 auch Moll, Albert: Ärztliche Ethik. Berlin 1902, 125 – 130.

13 Vgl. Nolte, Karen: Vom Umgang mit Tod und Sterben in der klinischen und häuslichen Krankenpflege des 19. Jahrhunderts, in: Sabine Braunschweig (Hg.): Pflege – Räume, Macht und Alltag. Zürich 2006, 165 – 174; dies.: Telling the painful truth, in: Nursing History Review 16 (2008) 115 – 134. Über das Pflegeverständnis im Umgang mit Sterbenden in der katholischen Krankenpflege lässt sich leider aufgrund der Quellenlage wenig erfahren; vgl. zur Geschichte katholischer Pflegeorden im 19. Jahrhundert Meiwes, Relinde: »Arbeiterinnen des Herrn«. Katholische Frauenkongregationen im 19. Jahrhundert. Frankfurt/M. 2000, 157 – 181.

14 Vgl. Bornholt, Heinrich: Characteristik eines wahren Arztes. Frankfurt/M. 1797, 35 und Anonymus: Ist es Pflicht des Arztes, dem Kranken oder den Anverwandten den bevorstehenden Tod zu verkünigen?, in: Allmanach für Ärzte und Nichtärzte 1793, 222 – 242.

verkennbare Aengstlichkeit, die Unordnung im Pulse und das Sinken der Lebenskraft, folglich die schnellste Verschlimmerung der Krankheit.«[15]

Die hier beschriebene »Gemüthserschütterung« war ein Konzept, welches nur im Kontext der zeitgenössischen Lehre, die in der Tradition der Humoralpathologie stand, zu verstehen ist. Demzufolge waren seelische und körperliche Prozesse untrennbar miteinander verbunden, so dass »Todesangst« das körperliche Befinden rapide verschlechtern konnte.[16] So erklärte Heinrich Bornholt:

> »Die Seele, welche durch ihre Vorstellungen und Gedanken in den Körper [sic] jedesmal einen sowohl nützlichen als schädlichen Einfluß hat, nachdem ihre Gedanken angenehm oder unangenehm sind, bringt besonders bey dem kranken Körper gute und böse Wirkungen hervor, wenn sie entweder durch gegründete und wahrscheinliche Hofnung [sic] der Genesung aufmuntert oder durch bange Furcht wegen des übeln Ausgangs der Krankheit niedergeschlagen und traurig ist.«[17]

Um unheilbar Kranke nicht mit einer »Gemüthserschütterung« zu schwächen und somit ihre Lebenserwartung zu verkürzen, lehnte die Mehrheit der Ärzte im frühen 19. Jahrhundert eine Aufklärung Schwerkranker über ihren wahrscheinlich nahe bevorstehenden Tod ab.[18] Insbesondere der Vitalist Christoph Wilhelm Hufeland (1762–1836), zu dessen diätetischem Konzept auch die durch ausgeglichene Stimmungen zu erreichende »Seelenruhe« gehörte,[19] vertrat die radikale Position, dass der Patient unter keinen Umständen über die Unheilbarkeit seiner Krankheit und den nahen Tod aufgeklärt werden dürfe. Schließlich seien die »Furcht, besonders des Todes, Angst und Schrecken, die gefährlichsten Gifte«, welche »die Lebenskraft unmittelbar lähmen.«[20] Johann Gottlieb Thierfelder (1799–1867) spitzte diese ärztliche Auffassung über die »Wahrheit am Krankenbett« zu, indem er die von ihm rhetorisch gestellte Frage: »Darf der Arzt dem Kranken die vorhandene unvermeidliche Gefahr des nahen Todes ankündigen, und unter gewissen Umständen das Leben absichtlich verkürzen?« eindeutig beantwortete: »Heisst das nicht den Kranken morden?! – Noch lebend

---

15 Anonymus (1793) 229.
16 Zu den Vorstellungen von Körper und Krankheit um 1800 vgl. auch Stolberg, Michael: Homo patiens. Krankheits- und Körpererfahrung in der Frühen Neuzeit. Köln 2003.
17 Bornholt (1797) 80–81.
18 Vgl. Anonymus (1793) 222–242; Bornholt (1797) 35; Anonymus (1806) 537–546; Hufeland, Christoph Wilhelm: Enchiridion medicum oder Anleitung zur medizinischen Praxis. Berlin 1835, 716–718. Vgl. auch Brand (1977) 145–149.
19 Vgl. Hufeland, Christoph Wilhelm: Die Kunst das menschliche Leben zu verlängern. Wien 1797.
20 Hufeland (1835) 717–718. Auch Karl Ludwig Klohss lehnte es entschieden ab, dem Kranken »die ungeschminkte Wahrheit« über seinen Zustand zu sagen, vgl. Klohss (1835) 79.

öffnet man ihm das Grab, und bringt ihn hinein!«[21] Andere Ärzte differenzierten ihre Haltung zur »Wahrheit am Krankenbett« – grundsätzlich rieten sie ihren Kollegen, letale Prognosen für sich zu behalten, wollten jedoch denjenigen Schwerkranken, die nachdrücklich eine umfassende Aufklärung einforderten, um ihre persönlichen Angelegenheiten regeln zu können, die »Wahrheit« über ihren Zustand nicht vorenthalten.[22] So ist im Jahre 1840 im »Medicinischen Almanach« zu lesen:

> »Ein Anderes ist es aber, wenn der Kranke selbst oder dessen nächste Angehörige von dem Arzte Aufschluss über den eigentlichen Grad der Gefahr der Krankheit und über die Vermuthungen, welche er von dem Ausgange derselben hegt, verlangen. Im Allgemeinen hat hier der Arzt die Verpflichtung, seine Ansichten ganz ohne Rückhalt auszusprechen, weil in manchen Fälle, wo der Kranke z. B. noch über ihre Verhältnisse zu verfügen hat [...] die Versäumnis einer klaren Antwort die unangenehmsten Verwicklungen und ganz unersetzbare Nachtheile herbeiführen kann.«[23]

Die meisten Ärzte vertraten die Ansicht, dass nahe Verwandte in jedem Fall vom Arzt über den kritischen Zustand der Schwerkranken und Sterbenden vollständig informiert werden sollten, um ihnen die Möglichkeit zu geben, sich auf den Tod des nahen Angehörigen sowohl seelisch als auch praktisch, d. h. z. B. durch ökonomische Vorkehrungen, vorzubereiten.[24]

Ärzte verwehrten ihren Patienten und Patientinnen also nicht nur aus einem paternalistischem Selbstverständnis heraus die ehrliche Auskunft über die schwere ihrer Krankheit und den nahe bevorstehenden Tod, wie bislang in der Forschung betont wurde.[25] Tatsächlich spielten medizinische Gründe eine nicht

---

21 Thierfelder, Johann Gottlieb: Darf der Arzt dem Kranken die vorhandene unvermeidliche Gefahr des nahen Todes ankündigen, und unter gewissen Umständen das Leben absichtlich verkürzen?, in: Medicinischer Argos 1843, 158.

22 Vgl. Gregory, John: Vorlesungen über die Pflichten und Eigenschaften des Arztes, Leipzig 1778, 42 – 43;
Greiner, Georg Friedrich Christian: Über die Wahrhaftigkeit des Arztes. Allgemeine medizinische Annalen des neunzehnten Jahrhunderts 1810, 273 – 278; Richter, C. A. W.: Einige Winke für das Savoir faire, in: Medizinischer Almanach 5 (1840) 80 – 151; Choulant (1823) 43 – 46.

23 Richter (1840) 121 – 122.

24 Vgl. Anonymus (1793) 222 – 242; Bornholt (1797) 232; Gregory (1778) 43.

25 Vgl. hierzu vor allem Elkeles, Barbara: Die schweigsame Welt von Arzt und Patient. Einwilligung und Aufklärung in der Arzt-Patientbeziehung des 19. und 20. Jahrhunderts, in: Medizin, Gesellschaft und Geschichte 8 (1989) 63 – 91. Elkeles behandelt in ihrem Beitrag neben der Frage der Aufklärung und Einwilligung auch ärztliche Positionen zur »Wahrheit am Krankenbett«. Vor dem Hintergrund der Forschungen Huerkamps und Freverts sieht sie in der paternalistischen Haltung der Ärzte den Hauptgrund für das Verschweigen letaler Prognosen im 19. Jahrhundert. Sie bezieht sich allerdings vorwiegend auf die zweite Hälfte des 19. Jahrhunderts. Vgl. auch Huerkamp, Claudia: Der Aufstieg der Ärzte im 19. Jahrhundert. Vom gelehrten Stand zum professionellen Experten. Das Beispiel Preußens. Göttingen 1985; Frevert, Ute: Krankheit als politisches Problem 1770 – 1880. Soziale Unter-

unerhebliche Rolle, da die Folge einer schonungslosen Aufklärung, die »Gemüthserschütterung«, gefürchtet wurde. Aus diesem Grund standen viele Ärzte
auch der Seelsorge der Geistlichen am Sterbebett sehr kritisch gegenüber, da sie
fürchteten, dass die Pfarrer mit den Sterbenskranken zu offen über den nahe
bevorstehenden Tod sprechen oder ihnen gar Furcht vor dem Sterben einjagen
würden.[26]

In der ersten Hälfte des 19. Jahrhunderts bestand noch ein Arzt-Patienten-
Verhältnis, das dem der vormodernen Zeit noch sehr ähnlich war. In meinen
Forschungen zur Geschichte der Aufklärung und Einwilligung im 19. Jahrhun-
dert habe ich die These, dass Aufklärung und Einwilligung für Ärzte in dieser
Zeit kein Thema war, nach der Analyse von ärztlichen Fallbeschreibungen in
Frage gestellt. Ärzte berichteten in diesen Quellen sehr ausführlich aus der
Praxis über Entscheidungsprozesse für oder gegen gefährliche operative Ein-
griffe bei Schwerkranken. Aus diesen Beschreibungen ist zwar nicht zu schließen, dass die dort beschriebene Praxis der Aufklärung und Einwilligung vor
Operationen ein Abbild der sozialen Realität war, doch lässt sich konstatieren,
dass die Ärzte offensichtlich großen Wert darauf legten, ihren Kollegen mitzuteilen, dass sie diese Operationen erst nach ausführlicher Aufklärung über die
Gefahren des Eingriffs und mit voller Zustimmung der Kranken durchgeführt
hatten.[27]

Ärztliche Praxis am Sterbebett

Der ärztlichen Praxis am Sterbebett möchte ich mich zunächst anhand zweier
von Ärzten veröffentlichten medizinischen Fallbeschreibungen annähern, die
der Fachöffentlichkeit neue Behandlungsmethoden gegen Krebs vorstellen
sollten und eher »nebenbei« ärztliche Sterbebegleitung thematisierten. Quel-
lenkritisch wäre durchaus zu reflektieren, dass beide Ärzte, denen es nicht gelang, die tödliche Krankheit zu heilen, ihren Umgang mit den Sterbenden in ein
besonders positives Licht stellen wollten. Bemerkenswert scheint mir jedoch,
dass diese Ärzte die palliative ebenso wie die kurative Behandlung für ihre

---

schichten in Preußen zwischen medizinischer Polizei und staatlicher Sozialversicherung.
Göttingen 1984.

26 Wie das Arzt-Patienten-Verhältnis glich auch der Umgang mit der Wahrheit am Krankenbett
in der ersten Hälfte des 19. Jahrhunderts noch sehr dem in der Vormoderne, vgl. dazu
Stolberg (2007) 22–23.

27 Vgl. Nolte, Karen: Zeitalter des ärztlichen Paternalismus? – Überlegungen zu Aufklärung
und Einwilligung von Patienten im 19. Jahrhundert, in: Medizin, Gesellschaft und Geschichte 25 (2006) 59–89.

selbstverständliche Pflicht als Arzt hielten und ihr Vorgehen in ersterem Bereich ebenso ausführlich beschrieben wie ihr auf Heilung ausgerichtetes Handeln.

Gustav Ludwig Hertzberg – Arzt in Halle – beschrieb 1825, wie die 52-jährige Maria B. mit einer Geschwulst in der linken Brust in der »Größe eines kleinen Hühnereis« zu ihm kam, um seinen »ärztlichen Beistand« zu »verlangen«. Er diagnostizierte sofort einen »bösartigen Scirrhus«, der rasch in ein »wirkliches Carcinoma« überzugehen drohte.[28] Seiner Einschätzung nach gab es wenig Hoffnung auf Heilung, der Kranken wollte er seine Prognose jedoch nicht mitteilen:

> »[…] so verhehlte ich doch natürlich der Kranken diese trübe Aussicht, und suchte sie nach Möglichkeit zu beruhigen, während ich die Angehörigen, so weit es nöthig schien, besser unterrichtete, um meine Prognose nicht lächerlich werden zu lassen.«[29]

Der Kranken verschwieg er die schlechte Prognose vermutlich, da er ihr Gemüt nicht »erschüttern« wollte. Sein Verhalten den Angehörigen gegenüber scheint durch ein eigennütziges Motiv begründet gewesen zu sein: Nicht ihr Recht auf die Wahrheit brachte ihn dazu, der Familie der Kranken die Prognose mitzuteilen, vielmehr war es ihm wichtig, seine Kompetenz als Arzt zu behaupten.

Die Schwerkranke erwies sich in der Folgezeit als wenig folgsame Patientin: Sie ließ sich zwischendurch von einem Chirurgen behandeln, der ihre Geschwulst aufschnitt. Hertzberg verurteilte das Handeln dieses »Operateurs«:

> »Am 10ten Juni verreisete ich auf einige Wochen, und übertrug die Behandlung der Kranken dem Hrn. Dr. Hänert allhier, den ich von dem bisherigen Verlaufe des Uebels genau unterrichtete. Ohne Vorwissen desselben ging die Kranke bald nach meiner Abreise zu einem hiesigen Operateur, welcher (ich habe nie begriffen, warum) mit einer Lancette 4 oder 5 Einstiche in die Geschwulst machte, wie mir später erzählt wurde, einige Tropfen Blut und wenig gelbliche, fressende Jauche abflossen. Diese an sich unbedeutende, aber unter solchen Umständen höchst unüberlegte Verwundung veranlasste eine reißend schnelle und unaufhaltsame Verschlimmerung.«[30]

Die Geschwulst war in kurzer Zeit stark gewachsen und sonderte einen »Ausfluß gelblicher, scharfer, stinkender Jauche«[31] ab. Obgleich Hertzberg davon überzeugt war, dass er die Patientin nicht würde heilen können, riet er ihr zur Amputation der Brust, wozu die Kranke sich nach einer Bedenkzeit von 15 Tagen entschloss. Zu seiner Überraschung erholte sich die Patientin gut nach dem Eingriff – seinen Rat, regelmäßig durch das Legen einer Fontanelle Krankheitsstoffe abzuleiten und so einem Rückfall vorzubeugen, schlug die seiner

---

28 Vgl. Hertzberg, Gustav Ludwig: Unglücklich abgelaufene Operation eines Cancer mammae, in: Magazin für die gesammte Heilkunde 19 (1825) 82 – 84.
29 Hertzberg (1825) 85.
30 Hertzberg (1825) 86.
31 Hertzberg (1825) 87.

Ansicht nach Genesene wiederum aus. So war es für den Arzt nur folgerichtig, dass sie erneut an Krebs erkrankte. Er beschrieb nun, wie er die Patientin bis zu ihrem Tod mit palliativen Maßnahmen begleitete: Neben stärkenden Mitteln erhielt die stark abgemagerte Patientin in erster Linie unterschiedliche Schmerzmittel. So resümierte der Arzt:

> »Der Mohnsaft allein vermochte zuletzt die Schmerzen und die Schlaflosigkeit zu bezwingen. Der Marasmus stieg schrittweise immerhin, und abgemagert bis zum Scelette starb die Unglückliche am 6ten Mai 1824 still, ohne Convulsionen, fast unbemerkt, nachdem ihr Aussehen seit mehr als 24 Stunden völlig leichenartig, das Bewusstseyn aber bis zum letzten Hauche stets klar gewesen war.«[32]

Das Sterben bei klarem Bewusstsein ist ein Topos, der in vielen ärztlichen Beschreibungen von Sterbenden zu finden ist – in der Tradition der »ars moriendi« war es außerordentlich wichtig, dass die Schmerztherapie nicht die Fähigkeit des Kranken beeinträchtigte, sich bei vollem Bewusstsein auf das Jenseits vorzubereiten.[33]

Der Schweriner Arzt Wilhelm Hennemann (1786–1843) rügte 1830 in seiner Schrift über Kakothanasie die »verwerfliche ärztliche Geschäftigkeit« seiner Kollegen am Sterbebett, die nichts unversucht ließen, die schwere Krankheit zu heilen, auch wenn »schon die Hoffnung des Gelingens jeder innern Wahrscheinlichkeit entbehrt.«[34] In einer früher publizierten Fallbeschreibung aus dem Jahre 1823 gab Hennemann Einblick in sein praktisches Handeln als Arzt, als er die »Merkwürdige Einwirkung der Jodine auf einen im letzten Stadium befindlichen Mutterkrebs« schilderte.[35] Hier behandelte er eine bereits moribunde Krebskranke in kurativer Absicht. Zu ihm kam eine 36-jährige Schauspielerin, bei der ein Wismarer Kollege bereits »einen sehr weit vorgeschrittenen Mutterkrebs« diagnostiziert hatte und nach Hennemanns Einschätzung »mit Recht« glaubte, »nachdem die Blausäure selbst zur Linderung der Schmerzen nichts beigetragen, sich auf ein bloß palliatives Verfahren beschränken zu dürfen.«[36] Auch die Tatsache, dass die Kranke bereits Opium erhielt, um trotz »unsäglicher Schmerzen« den Schlaf zu »erzwingen«, deutete darauf hin, dass der Kranken ihr Tod sehr bald bevorstand. Dennoch begann Hennemann noch mit einer kurativen Behandlung, die er an der Kranken erstmals erprobte und gab der Kranken Anlass zur Hoffnung auf Heilung. Der Patientin schrieb er in

---

32 Hertzberg (1825) 93.
33 Vgl. für das frühe 19. Jahrhundert u. a. Marx (1827) 22. Zur Geschichte der »Ars moriendi« vgl. Arthur E. Imhof: Ars moriendi. Die Kunst des Sterbens einst und heute. Wien 1991.
34 Hennemann, Wilhelm: Kakothanasie, in: Beiträge mecklenburgischer Aerzte zur Medicin und Chirurgie 1 (1830) 175; vgl. hierzu auch Stolberg (2007) 22.
35 Vgl. Hennemann, Wilhelm: Merkwürdige Einwirkung der Jodine auf einen im letzten Stadium befindlichen Mutterkrebs, in: Journal der practischen Heilkunde 2 (1823) 3–11.
36 Hennemann (1823) 5.

dem Entscheidungsprozess für ein kuratives Verfahren den aktiven, gar drängenden Part zu:

> »So willkommen auch der Kranken in frühern Zeiten, nach ihrer Versicherung der Tod gewesen seyn würde, so wenig vermochte sie sich jetzt mit dem Gedanken zu befreunden, die Ihrigen verlassen zu müssen, und das Leben schien ihr um keinen Preis, um keine Entbehrung zu theuer erkauft etc. Die Idee einer Operation, die ich vor der Untersuchung fallen ließ, ergriff sie mit der größten Lebhaftigkeit und ich hatte nachher meine Noth, sie von der Unausführbarkeit derselben in diesem Falle zu überzeugen.«[37]

Folgt man seiner Darstellung, so war Hennemann nach seiner Bemerkung über eine operative Heilmethode unter Druck geraten, der Todkranken eine Alternative zur Operation anzubieten – so griff er zu Jodtinktur, von der er annahm, dass sie die Gebärmuttergeschwulst zum Schwinden bringen könne.[38] Zwar schwanden unter der innerlichen Anwendung der »Jodine« die Symptome der Krebserkrankung, doch brach Hennemann die Therapie schließlich mit Rücksicht auf die große Schwäche der Kranken ab. Das Sterben der Patientin beschrieb der Schweriner Arzt sehr eindrücklich. Obgleich der jungen Frau Arzneien zur Linderung ihrer Beschwerden – nämlich Chinarinde[39], Lichen[40] und Opium – verabreicht wurden, starb sie einen qualvollen Tod:

> »Mit dem Januar stellte sich schon eine periodische Diarrhoe ein, gegen die das Opium nichts vermochte, und die im Februar so um sich griff, daß die Patientin nun in Wahrheit bloß aus Haut und Knochen bestand. Sie hatte sich jetzt auch durchgelegen und die Füße waren bis an die Knie geschwollen. [...] Im März wurden zuerst Abendfieber und Phantasieen bemerklich. Dann verfiel die Kranke wiederholt in Starrkrämpfe, die oft Stundenlang [sic] unter gräßlichen Verzerrungen des Gesichts und Verdrehungen des ganzen Körpers anhielten, und [...] ihrem jammervollen Leben ein Ende machte.«[41]

Bemerkenswert ist hier die drastische Schilderung des Sterbens, welche dem Idealbild vom guten Tod entgegenstand. Hennemanns Fallbeschreibung verweist auf eine in der ärztlichen Praxis offenbar übliche Gleichzeitigkeit von

---

37 Hennemann (1823) 7.
38 Diese Wirkung von Jodine wurde später auch bei Wesenberg beschrieben, vgl. Weisenberg, Amalius: Handwörterbuch der gesammten Arzneimittel von der ältesten bis auf die neueste Zeit für Ärzte und studirte Wundärzte. Jena 1853, 342 – 343.
39 Chinarinde hat ein breites Anwendungsspektrum: fieberwidrig, nervenstärkend, tonisierend, krampfstillend und antiseptisch. Chinarinde wurde hier vermutlich gegen die Krämpfe verabreicht. Vgl. Madaus, Gerhard: Lehrbuch der biologischen Heilmittel, Abteilung I: Heilpflanzen, Bd. II. Leipzig 1938, 949 – 950.
40 Gemeint ist hier »Lichen islandicus«, ein Moos, dass als Tee zubereitet wird und in dieser Zubereitungsform Schleim bildet, der heilsam für gereizte Atemwege aber auch bei Verdauungsproblemen sein sollte.
41 Hennemann (1823) 9.

palliativen Maßnahmen bei bereits moribunden Patienten und solchen, die darauf zielten den Krankheitsprozess aufzuhalten und mit denen sich zuweilen auch die Hoffnung auf Heilung verband.

Sterbebegleitung in der ambulanten ärztlichen Praxis

Die Begleitung Sterbender gehörte selbstverständlich zur täglichen Praxis der Polikliniken in Würzburg und Göttingen und somit auch zur praktischen Ausbildung von Medizinstudenten in der ersten Hälfte des 19. Jahrhunderts. Seit dem ausgehenden 18. Jahrhundert wurden an vielen deutschen Universitäten Polikliniken, auch »Kranken-Besuchs-Anstalten« genannt, eingerichtet.[42] Durch diese Einrichtungen wurden bis Mitte des 19. Jahrhunderts mittellose Kranke der städtischen Unterschicht kostenlos medizinisch in ihrem häuslichen Umfeld versorgt und zugleich Medizinstudenten praktisch ausgebildet. In Göttingen erhielten die Medizinstudenten zunächst theoretischen Unterricht und übten unter Anleitung ihres Professors, Conrad Heinrich Fuchs, das »Examiniren, Exploriren und Diagnosticiren« sowie das »Receptschreiben«. Nur »ältere und geübtere Practicanten« bzw. Assistenzärzte durften Kranke in ihren zumeist sehr ärmlichen Behausungen aufsuchen, um dort eigenverantwortlich deren medizinische Behandlung vorzunehmen.[43] Der Professor kam nur dann mit zu den Hausbesuchen, wenn es Komplikationen gab oder der Patient es ausdrücklich verlangte.[44] Um die Arbeit der studentischen Praktikanten und der Assistenzärzte überwachen und begleiten zu können, wurde von diesen eine sorgfältige Dokumentation der »Krankheitsgeschichten« verlangt. So heißt es in den Statuten der *Besuchs-Anstalt der erkrankten Armen* aus Würzburg von 1820:

> »Ueber jeden Kranken muß der Arzt, der ihn behandelt, eine genaue Krankheitsgeschichte entwerfen, die alles, was in symptologischer, ätiologischer, diagnostischer, prognostischer und therapeutischer Hinsicht merkwürdig ist, getreu und ausführlich darstellen muss. [...] Der Lehrer läßt sich nach der Reihe des Krankheitsverzeichnisses in seinem Hauptbuche jeden Tag Bericht erstatten, damit er die Uebersicht behalte [...] Am Ende eines Jahres werden alle diese Krankheitsgeschichten in einem Band zusammengeheftet, und bilden die klinischen Akten oder Annalen. Daraus können die

---

42 1773 in Göttingen, 1779 in Erlangen, 1783 in Jena, 1794 in Greifswald, 1795 in Tübingen, 1805 in Heidelberg, 1807 in Würzburg und 1812 schließlich in Leipzig. Vgl. Kumsteller, Renate: Die Anfänge der medizinischen Poliklinik zu Göttingen. Göttingen 1958, 12–13.

43 Vgl. Fuchs, Conrad Heinrich: Bericht über die medicinische Klinik zu Göttingen im Jahre 1853/54. Göttingen 1855, 5.

44 Vgl. Bueltzingloewen, Isabelle von: Machines á instruire, machines à guerir. Les hôpitaux universitaires et la médicalisation de la société allemande 1730–1850. Lyon 1997, 241–266.

mannigfaltigsten und wesentlichsten pathologischen und therapeutischen Resultate gezogen werden.«[45]

Die klinische Ausbildung in der Poliklinik war die kostengünstige Alternative zum Unterricht am stationären Krankenbett einer universitären *Hospitalklinik*, da man ohne Klinikgebäude und Wartpersonal auskam. Für den theoretischen Unterricht oder für die Besprechung der Krankengeschichten genügte die Privatwohnung des Professors oder ein Vorlesungsraum. Die Kosten zur Einrichtung einer *Hospitalklinik*, z. B. in einer kleinen Universitätsstadt wie Göttingen, die noch zu Beginn des 18. Jahrhunderts über kein Krankenhaus verfügte, wurden damals, bei nur rund 50 Medizinstudenten als unverhältnismäßig hoch angesehen.[46]

Unter den von Fuchs gesammelten Krankengeschichten machen die von Schwerkranken und Sterbenden einen Anteil von rund einem Viertel aus – die ärztliche Sterbebegleitung hatte also durchaus einen bedeutenden Stellenwert in der Ausbildung von Medizinstudenten in Würzburg und Göttingen.[47] Die Krankengeschichten sind charakterisiert durch die sehr detaillierte Beschreibung der Anamnese – z. T. mit den sozialen Lebensbedingungen der Kranken – und des weiteren Krankheitsverlaufs. Die Symptome und Beschwerden wurden eng mit dem Verhalten des Patienten resp. der Patientin in Verbindung gebracht und Verordnungen von Arzneimitteln wurden ausführlich begründet und evaluiert. Wie genau der ärztliche Umgang mit moribunden Patienten und Patientinnen in der Praxis der Kranken-Besuchs-Anstalten aussah, wird im Folgenden anhand ausgewählter Fallbeschreibungen herausgearbeitet.

Im Dezember 1835 kam Margarete Heller »fast schon als Sterbende« mit der Diagnose *Pneumophthisis* in die Behandlung der Würzburger Poliklinik. Ihr Zustand wurde von dem Assistenzarzt Dr. Riess wie folgt dokumentiert:

> »Die Kr[anke] ist höchst abgemagert, hat eine auffallend gelbe Gesichtsfarbe (vielleicht bloß in Folge der Einwirk[ung] der Athmosphäre) [...] findet keine Ruhe im Bette, liegt bald so, bald so, kann keine Bedeckung leiden, so daß sie wenigstens bis über die Brust

---

45 Vgl. Anonymus (1820).

46 Vgl. Bueltzingloewen, Isabelle von: Die Entstehung des klinischen Unterrichts an den deutschen Universitäten des 18. Jahrhunderts und das Göttinger Accouchierhaus, in: Claudia Wiesemann/Jürgen Schlumbohm (Hg.): Die Entstehung der Geburtsklinik in Deutschland 1751–1850. Göttingen 2004, 21–24. Zur Geschichte der Universitäts-Polikliniken in Würzburg und Göttingen vgl. auch Nolte, Karen: Vom Umgang mit unheilbar Kranken und Sterbenden in »Kranken-Besuchs-Anstalten« zu Beginn des 19. Jahrhunderts, in: Würzburger medizinhistorischen Mitteilungen 26 (2007) 28–52.

47 Die Mortalität der in der Kranken-Besuchsanstalt Behandelten war 1838 mit rund 2,4 % nicht höher als die Mortalität der Göttinger Bevölkerung im frühen 19. Jahrhundert. Vgl. Fuchs, Conrad Heinrich: Bericht über die Vorgänge an der Poliklinik zu Göttingen im Jahre 1838 bis 39, Hannover 1840 und Marx, Karl Friedrich Heinrich: Goettingen in medizinischer, physischer und historischer Hinsicht geschildert. Göttingen 1824, 248–331.

herab entblößt ist, ist öfters schwach, wird täglich zu wiederholtenmalen von Ohnmachten befallen, ist eigenthümlich verstimmt und ärgerlich. Die Respiration ist sehr
kurz, ohne gehindert zu seyn, die Stimme leise u. abgebrochen: häufiger Husten, durch
den ein gelber, dicker Schleim in großer Menge herausgesondert wird. Im linken Hypochondrium klagt die Kranke über einen durch Druck und Husten sich vermehrenden Schmerz. Das Gesicht ist von einem kalten, klebrigen Schweiße bedeckt; die übrigen [sic] Haut trocken, nicht eben warm anzufühlen. Der Durst ist groß, der Puls
äußerst schwach, klein und sehr beschleunigt.«[48]

Dieser kurzen Charakterisierung ihrer Krankheitszeichen folgt eine Verord-
nung, aus der sich gut ersehen lässt, wie die sterbende Margarete Heller von dem
Assistenzarzt behandelt wurde: Gegen den quälenden Husten bekam sie einen
Hustensaft, bestehend aus den Blüten der Königskerze und Holunderblüten. Die
»sich vermehrenden Schmerzen« wurden mit *Extractum hyoscyamus* – einem
Auszug aus Bilsenkraut[49] – behandelt. Ein Auszug aus Myrrhe wurde vermutlich
zur Linderung der Beschwerden in den Atemwegen angewendet – Myrrhe wurde
auch eine appetitanregende Wirkung zugesprochen.[50] Des Weiteren wurde ein
Pflaster[51] mit dem Wirkstoff der spanischen Fliege (*Cantharis vesicatoria*) auf
die schmerzhafte Stelle am linken Hypochondrium aufgebracht – dieses Zug-
pflaster sollte durch das stark hautreizende *Cantheridin* Blasen bilden, um dadurch die Ausleitung von Krankheitsstoffen und infolgedessen eine Linderung
der Beschwerden zu erreichen.[52] Die Patientin verstarb schließlich fünf Tage,
nachdem sie in die poliklinische Behandlung gekommen war. Anders als in
anderen Krankengeschichten dieser Sammlung wurden die näheren Umstände
ihres Sterbens nicht beschrieben.

Sehr ausführlich wurde die Krankengeschichte der 52-jährigen »Schneid-
ersfrau« Margarethe Sarg dokumentiert, die am 24. Juni 1835 in poliklinische
Behandlung kam. Der Assistenzarzt beschrieb eindrücklich, wie er die Frau in
ihrer Wohnung vorfand:

> »Wir fanden die Kranke noch immer im Bette liegend, stark abgemagert u. auffallend
> blaß, klagend über einen unerträglichen heftig brennenden Schmerz auf die Gegend

---

48 Fuchs, Conrad Heinrich (1803–1855): Krankengeschichten, HSD SUB Göttingen, 8 Cod. Ms.
    Hist. Nat. 61: V, Nr. 25 Pneumophthisis, Margarete Heller.
49 Das giftige Hyoscyamus wurde aus dem Bilsenkraut gewonnen. Christoph Wilhelm Hufeland
    setzte das Extractum Hyoscyamus als krampflösendes und beruhigendes Mittel ein. Auch
    wurde es als Sedativum bei kardialem und bronchialem Asthma einsetzt. Vgl. Madaus Bd. II
    (1938) 1581.
50 Myrrhe ist ein altes Heilmittel gegen Husten, Brust- und Seitenweh, gegen Verschleimung der
    Lunge und gegen Bronchialkatarrhe. Myrrhe spielte eine große Rolle als Antiseptikum,
    Adstringens und Tonikum. Vgl. Madaus Bd. III (1938/1946).
51 Ein Pflaster war zu der Zeit eine Salbe, die Harz und Honig enthielt und nach dem Auftragen
    auf der Haut fest wurde.
52 Zur hautreizenden Wirkung von Cantharidin, vgl. Madaus Bd. I (1938) 18.

des Uterus deutend. Der Ausfluß aus den Genitalien, der nun schon seit 8 Monaten gedauert, war ziemlich bedeutend, eiterartig und höchst übelriechend.«[53]

Offensichtlich bestand kein Zweifel daran, in welchem Zustand die Kranke war, so stellte der Arzt fest: »Wir dürften mit ziemlicher Gewißheit auf Uteruscarcinom schließen, und mußten die Prognose lethal stellen.«[54] Die Behandlung der Patientin hatte also von Beginn an palliativen Charakter. Gegen die Schmerzen und zu ihrer Beruhigung wurde der Kranken *Aqua Laurocerasi*[55] verordnet. Um der krebskranken Frau »die oft schlaflosen Nächte etwas erträglicher zu machen« wurde ihr »Pulver aus Morphium« und *Extractum hyoscyamus* gereicht. Gegen ihre »Verstopfung« wollte der Arzt ihr zunächst ein Klysma geben, was jedoch wegen »zu harter feces« nicht möglich war – daher erhielt sie zum Abführen Rheum[56] und Creosot[57]. Der in den folgenden Tagen auftretende verstärkte Harndrang wurde auf das Creosot zurückgeführt, welches jedoch nicht nur wegen dieser lästigen Nebenwirkung, die mehrmals tägliches Katherisieren erforderlich machte, abgesetzt wurde. Die Kranke weigerte sich zudem diese Pillen des »unangenehmen Geschmacks« wegen zu nehmen. Auch die Tropfen des *Aqua Laurocerasi* wurden wegen ihrer »anhaltende[n] Ueblichkeit« und dem »wirkliche[n] Erbrechen« nach Einnahme der Tropfen abgesetzt. Der Arzt folgte hier also den Empfehlungen der Lehre von der »Euthanasia medica«, die Ärzte anwies, bei moribunden Kranken keine therapeutischen Maßnahmen vorzunehmen, welche bei diesen Beschwerden verursachen oder sie gar quälen könnten. Die Kranke schien schließlich recht schmerzfrei »unter wiederholt sich einstellenden kleinen Ohnmachten, sanften Delirien und fast beständigem Schlummer« gestorben zu sein.[58]

---

53 Fuchs, Conrad Heinrich (1803 – 1855): Krankengeschichten, HSD SUB Göttingen, 8 Cod. Ms. Hist. Nat. 61: III: Nr. 59: Margarethe Sarg.

54 Ebda.

55 Laurocerasus/Kirschlorbeer. Aus dem Kirschlorbeer wurde Blausäure gewonnen, die als Aqua Laurocerasi als Beruhigungs- und Schmerzmittel sowie als krampf- und spasmenlösende Arznei verabreicht wurde. Vgl. Madaus Bd. II (1938) 1718. Der Göttinger Professor Friedrich Benjamin Osiander (1759 – 1822) rühmte Aqua Laurocerasi als wirksames Mittel zur Behandlung eines Gebärmutter-Skirrhus, vgl. Osiander, Friedrich Benjamin: o.T., in: Göttingische gelehrte Anzeigen 12 (1816) 121 – 126.

56 Rheum/Rhabarberwurzel ist ein altes Mittel gegen Verstopfung, gilt auch als appetitanregend, vgl. Madaus Bd. III (1938) 2302 – 2303.

57 Creosot wurde eigentlich eher in der Tiermedizin, vornehmlich bei Hunden, angewendet zum Schleimlösen bei erschwerter Respiration, vgl. Orfila, M: Lehrbuch der Toxicologie. Braunschweig 1854, 136. Hier diente Creosot offenbar als Abführmittel. Bei Weisenberg ist ein breites Anwendungsspektrum für Creosot beschrieben, eine abführende Wirkung findet sich dort jedoch nicht. Vgl. Weisenberg (1853) 211 – 216.

58 Fuchs, Krankengeschichten, HSD SUB Göttingen, 8 Cod. Ms. Hist. Nat. 61: III: Nr. 59: Margarethe Sarg.

Während bei Margarethe Sarg alle Verordnungen offenbar ein palliatives
Behandlungsziel hatten, lassen sich aus der Krankengeschichte einer anderen
Patientin der Würzburger Poliklinik sowohl palliative Maßnahmen als auch
solche ersehen, die den Krankheitsprozess aufhalten sollten. In dieser anderen
Fallbeschreibung einer Gebärmutterkrebskranken im weit fortgeschrittenen
Stadium lassen sich neben auf Linderung der Beschwerden gerichtete Verord-
nungen auch therapeutische Bemühungen erkennen, die das Wachstum der
Geschwülste verhindern sollten. Der 47-jährigen Anna Bürgner wurde Creosot
zusammen mit Jodsalbe und *Carbo animalis*[59] explizit als Mittel gegen eine
weitere Ausbreitung der »desorganisierten Gebilde« am Uterus verordnet.
Conrad Heinrich Fuchs schlug in seinem Lehrbuch für den Fall, dass es nicht
gelungen war, die *Carcinoma uteri* zu verhüten, folgende Therapie vor:

> [...] so wendet man örtlich, sobald es die Reizung erlaubt, adstringirende, stypitische
> Mittel an, um die Ausbreitung der Geschwülste möglichst aufzuhalten, und Alaun[60,]
> Ferr[um] sulph[oricum],[61] Plumb[um] acet[icum][62], Kreosatwasser, Chlorkalk,
> Chlorzink u.s.f., für sich oder mit etwas Opium injicirt, eingepinselt oder auf Bour-
> donnets eingebracht, sind die geeignetsten Mittel. Die heftigen Schmerzen machen für
> gewöhnlich das Opium unentbehrlich; doch gebe man es in Präparaten und Verbin-
> dungen, die Stuhlverstopfung verhüten, und die Blutflüsse, welche in diesem Stadium
> so häufig sind, stille man nicht durch Säuren, sondern durch andre der Digestions-
> organe minder angreifende Adstringentia. Daneben berücksichtige man das hektische
> Fieber, suche durch passende, mehr nahrhafte Diät die Kräfte möglichst zu erhalten
> und behandle hinzutretenden Hydrops, secundären Krebs in anderen Organen u.s.f.,
> wie es ihrer Natur entspricht, wenn gleich, wo solche Epiphänomene kommen, der Tod
> immer nahe steht. Größere Aussicht auf radicale Heilung des Gebärmutterkrebses
> gewährt chirurgische Hülfe, die Exstirpation des Entarteten durch das Messer, wenn sie
> frühzeitig vorgenommen wird.[63]

Fuchs sah demnach letztlich in der operativen Therapie die wirksamste Heilmethode, wenngleich er nicht ausschloss, dass auch seine nicht-operative Behandlung eine heilende Wirkung haben konnte.

---

59 Carbo animalis/Tierkohle galt als palliatives und kuratives Mittel gegen Krebs. Das Mittel
    fand Anwendung gegen Skirrhus in der Brust und gegen Mutterkrebs. Offenbar wurde
    angenommen, dass sich durch die Gabe von Carbo animalis Verhärtungen auflösen und
    Geschwülste zurückbilden. Als Dosierung wurden 2 Gran zweimal täglich bzw. bis zu 10 Gran
    täglich empfohlen. Vgl. Weisenberg (1853) 129–131.
60 Alaun/Kaliumaluminiumsulphat.
61 Ferrum sulphuricum/Schwefeleisen: anzuwenden gegen Haemmorrhagia uteri, innerlich
    und in Einspritzungen anzuwenden, vgl. Weisenberg (1853) 261–262.
62 Plumbum aceticum/Bleiessig, zur Beschränkung von Eiterung und Heilung stark eiternder
    Abszesse, vgl. Weisenberg (1853) 471–473.
63 Fuchs, Conrad Heinrich: Lehrbuch der speciellen Nosologie und Therapie, Bd. 2: Gattungen
    und Arten. Göttingen 1847, 1206–1207.

Als Anna Bürgner auf die Creosotpillen mit starken Durchfällen reagierte, wurden diese drei Tage ausgesetzt. Nun nahm der Arzt »Zuflucht zu Arsenik«[64], um den Krebs weiter zu bekämpfen. Als die Patientin mit Magenschmerzen darauf reagierte, wurde auch dieser letzte kurative Versuch abgebrochen. Parallel zu den Bemühungen, den Krebs in Schach zu halten, wurden Schmerzen offenbar erfolgreich mit »Opiatpulver« gelindert. Zudem wurde der Sterbenden Kalmus als Stärkungsmittel gegen ihre Krebskachexie verordnet. Der Schwerkranken schwanden im Folgenden immer wieder die Sinne, auch konnte sie kaum mehr sprechen, jede Berührung war schmerzhaft. Da sie »festere Körper [...] gar nicht schlingen« und nur noch kalte Flüssigkeiten bei sich behalten konnte, wurde ihr kaltes Zuckerwasser eingeflößt. Vier Tage vor ihrem Tod kehrten alle Sinne zurück, die Patientin konnte vorübergehend wieder sprechen. Ihr Bewusstsein hatte sie behalten als sie starb.

Besonders in den Krankengeschichten der beiden Krebspatientinnen wurden der Sterbeprozess, der allmähliche körperliche Verfall und die ärztlichen Verordnungen detailliert beschrieben. So wurde das Sterben in den Fokus der zur Ausbildung der Medizinstudenten festgehaltenen Beobachtungen gerückt.

Perspektive der Pflegenden

In den Krankengeschichten der Fuchs'schen Sammlung wurde die in den deontologischen Schriften von Ärzten geforderte »innere Euthanasie«, d. h. die Sorge für das seelische Wohlergehen der Sterbenden, nicht dokumentiert. Christoph Wilhelm Hufeland hingegen beschrieb 1807, wie er bei einer Patientin mit »Krebs der Geschlechtsorgane« quasi »seelsorgerisch« tätig wurde, um sie so zu beruhigen:

> »Fünf Tage vor ihrem Tode befand ich mich ein Mal ganz allein bei ihr [der Patientin, K.N.], da machte sie mich zum Vertrauten eines tiefen Kummers, mit dem Beisatze, sie könne sich über diese Sache schlechterdings nicht beruhigen, und das sey der einzige Grund ihres jetzt so gefährlichen Zustandes. Diese Entdeckung war mir um so angenehmer, da ich noch denselben Tag im Stande war, ihr drückendes Anliegen vollkommen zu heben und sie zu beruhigen und nun auf Besserung hoffen durfte. Allein es folgte das Gegentheil.«[65]

Gerade die Sorge um das seelische Wohl von Sterbenden beschrieb Theodor Fliedner 1845 in Abgrenzung zur ärztlichen Tätigkeit als Kernkompetenz der evangelischen Krankenpflege:

---

64 Arsenik galt als Mittel gegen Krebs und krebsartige Geschwüre, welches sowohl innerlich als auch äußerlich angewendet wurde.
65 Hufeland, Christoph Wilhelm: Gebärmuttersturz, Krebs der Geschlechtsorgane und Wassersucht des Ovariums, in Journal für practische Heilkunde 25 (1807) 1, 113.

»Das schöne heilige Amt der Krankenpflege erscheint in seinem Ernst, aber auch in seiner vollsten Bedeutung und Wichtigkeit am Bett des Sterbenden. Da wo die Hilfe des Arztes ihre Gränze gefunden, da ist die Liebe der Pflegerin noch unermüdet thätig, ihrem Kranken mit sorgender Hand und mildem Sinne in der Stunde des Kampfes und der Auflösung beizustehen, ihm Erleichterung u. Trost zu bringen. Sie verdoppelt hier gleichsam ihren Eifer und ihre Treue und selbst, wenn der entscheidende Augenblick vorüber ist, erstreckt sich ihre Sorge. […]«[66]

Folgt man den Briefen, die Diakonissen an das Mutterhaus in Kaiserswerth schrieben, so erschwerte das Verhalten der Ärzte ihnen zuweilen ihre Aufgaben in der »Seelenpflege« bei Sterbenden. So beklagte sich zum Beispiel Schwester Julie Creuzinger, die 1852 in der Privatpflege eingesetzt war, dass der Arzt die Eltern eines schwer kranken Kindes nicht über den nahe bevorstehenden Tod aufklärte und auch der Krankenschwester gegenüber dieses Thema vermied:

»[…] Meine l[iebe] Kranke befindet sich gegenwärtig ziemlich gut, die Schmerzen haben seit einigen Wochen bedeutend nachgelassen, doch der Körper nimmt allmählich ab, das Gemüth ist abwechselnd sehr heiter, das Gedächtniß ziemlich geschärft. Die Wunde heilte seit einem viertel Jahr sehr bedeutent, ihr ganzer Zustand dünkt mir als würde sie balt auf gelößt werden. Zwar ihre l[ieben] Aeltern, sind der festen Hoffnung daß es der Genessung entgegengehe, weil der Artzt alles auf die Genesung ausdeutet, behauptet Geschwister u. Aeltern, würden diesen Schmerz sonst nicht ertragen können, ich kann den Artzt nicht wohl allein darüber Sprechen dazu denke ich er würde mir diesen Zustand nicht aufrichtig sagen. […]«[67]

Wenn die Schwerkranken nicht über ihre schlechte Prognose aufgeklärt waren, durften die Diakonissen auch nicht mit den Kranken über ihr baldiges Ende sprechen. Allerdings zeigen die Briefe, dass die Schwestern immer dann, wenn Ärzte ihnen nicht ausdrücklich untersagt hatten, über den bevorstehenden Tod zu reden, eigenständig mit der Seelenpflege und der Vorbereitung auf das Ende begannen. Zuweilen übten sie dabei starken Druck auf die Kranken aus, wie aus dem Brief Schwester Lisette Steiners aus dem Jahre 1847 zu ersehen ist:

»Auch pflegten wir einen Mann $\frac{1}{2}$ Stunde von Cleve der schwer krank lag an der Brustentzündung, so, daß der Arzt keine Hoffnung mehr hatte. Wir besuchten ihn täglich einmal oder zweimal weil wir sehen das seine Seele noch so weit vom Herrn entfernt wahr, als wir ihn fragten wie es mit seiner Seele zum Herrn stehe, wenn Er ihn zu sich riefe? Da sagte der Kranke so weit sind wir noch nicht ich sterbe noch nicht wir sagten ihn das der Herr wie ein Dieb in der Nacht kommen könnte, ob er den bestehen könnte vor dem Richterstuhle Christi? Da konnte er keine Antwort geben.«[68]

---

66 Medicinischer Cursus, Heft III, Fliedner Kulturstiftung Kaiserswerth, Archiv, Sign.: Rep. II Fd.
67 Schwesternbrief: Julie Creuzinger, 9.3.1852, Gemeindepflege in Cleve (FSAK Sign.: 1337).
68 Schwesternbrief Lisette Steiner, 24.9.1847, Gemeindepflege in Cleve (FSAK 1337).

Konflikte mit Ärzten wurden nur selten dokumentiert, was vermutlich zunächst daran liegen mag, dass Diakonissen den Anordnungen von Ärzten laut Dienstordnung nicht widersprechen durften. Die Briefe der Diakonissen legen jedoch noch einen anderen Schluss nahe: Die Schwestern berichteten von ihrer Seelenpflege als einem von einem Arzt nahezu unabhängigen Arbeits- und Kompetenzbereich, was auch schon aus dem eingangs angeführten Fliedner-Zitat zu ersehen ist.[69]

Schlussbemerkung

Sowohl aus publizierten Fallbeschreibungen als auch aus handschriftlich überlieferten Krankengeschichten lässt sich die ärztliche Praxis im Umgang mit Sterbenden rekonstruieren. In der Fachöffentlichkeit sowie in den Krankengeschichten der Polikliniken werden palliative Behandlungsmethoden bei Sterbenden ganz selbstverständlich beschrieben. Die Palliativmedizin war jedoch keineswegs Ausdruck eines therapeutischen Nihilismus, da zugleich auch umfängliche ärztliche Bemühungen, die den Krankheitsprozess aufhalten oder die Krankheiten heilen sollten, dokumentiert wurden. Diese Heilbehandlungen bei schweren Krankheiten wurden jedoch abgebrochen, wenn sie belastende respektive quälende Beschwerden hervorriefen. Aus der Fuchs'schen Sammlung lässt sich gut ersehen, dass sich Ärzte in der Praxis an die Empfehlungen aus der Lehre über die »Euthanasia medica« hielten. Verschiedene Mittel wurden gegen die Schmerzen ausprobiert, um so ein optimales Ergebnis zu erzielen; in der Regel wurden zum Ende hin Opiate verabreicht. Häufig ist davon die Rede, dass dadurch auch quälende, durch Schmerzen bedingte, Schlaflosigkeit bekämpft werden sollte. »Innere Euthanasie« wurde in den praxisbezogenen Fallbeschreibungen von Ärzten selten dokumentiert. Es spricht einiges dafür, dass Ärzte seit Mitte des 19. Jahrhunderts diese Aufgabe zunehmend an Krankenschwestern delegierten, sofern ihnen schon gut ausgebildete Diakonissen zur Seite standen. Anders als für die Ärzte, die sich auf die Beschreibung der »äußeren Euthanasie« konzentrierten, nahm die »innere Euthanasie«, welche von Diakonissen als Seelenpflege bezeichnet wurde, einen zentralen Stellenwert in den Erfahrungsberichten der protestantischen Krankenschwestern ein.

---

69 Vgl. Nolte (2008).

Andreas-Holger Maehle

Eine Kultur der Ehre:
Ärztliche Berufsethik im Deutschen Kaiserreich zwischen
Moral und Recht[1]

Im Jahr 1902 motivierte der Berliner Nervenarzt und Standespolitiker Albert
Moll (1862 – 1939) sein 650 Seiten starkes Buch *Ärztliche Ethik* mit folgender
Beobachtung:

> »Zwar sind in den verschiedensten Ländern im Laufe der letzten Jahre allerlei Aufsätze
> und Bücher über ärztliche Ethik, Pflichtenlehre u.s.w. erschienen. Es ist aber geradezu
> auffallend, mit welcher Konsequenz die meisten Autoren die wichtigsten Fragen der
> ärztlichen Ethik vollkommen ignorieren oder mit wenigen Zeilen abthun. Den
> Hauptwert legen sie auf Etikette- und Standesfragen. Wer dies thut, handelt ähnlich wie
> Studenten, die annehmen, der Bier- und Paukcomment, und was damit zusammen-
> hängt, sei der Inbegriff der Pflichtenlehre. [...] Dieser Fehler zeigt sich auch sonst in
> vielen ärztlichen Kreisen, wo man Verfehlungen gegen die Standespflichten zwar sehr
> streng beurteilt, mit dem Tadel bei einer ernsten Verletzung der ethischen Pflichten
> aber sehr sparsam ist.«[2]

Für Moll – wie auch für uns heutzutage – galten Praktiken wie der wissenschaftliche Versuch am Menschen, die Sterbehilfe und der Schwangerschaftsabbruch als wichtige Probleme der Medizinethik – weniger die Fragen eines
korrekten Verhaltens des Arztes gegenüber Kollegen und gegenüber der Öffentlichkeit, zum Beispiel in Hinblick auf ärztliche Reklame oder den Umgang
mit Behörden.[3]

---

1 Ich danke dem Wellcome Trust, London, für die großzügige Unterstützung meiner Forschungen zur Medizinethik des Kaiserreichs.
2 Moll, Albert: Ärztliche Ethik. Die Pflichten des Arztes in allen Beziehungen seiner Thätigkeit.
  Stuttgart 1902, V, 1.
3 Siehe Moll (1902) 120 – 134; 249 – 260, 504 – 570; Maehle, Andreas-Holger: Zwischen medizinischem Paternalismus und Patientenautonomie: Albert Molls »Ärztliche Ethik« (1902) im
  historischen Kontext, in: Andreas Frewer/Josef Neumann (Hg.): Medizingeschichte und
  Medizinethik: Kontroversen und Begründungsansätze 1900 – 1950. Frankfurt/M. 2001, 44 –
  56; Sauerteig, Lutz: Ethische Richtlinien, Patientenrechte und ärztliches Verhalten bei der
  Arzneimittelerprobung (1892 – 1931), in: Medizinhistorisches Journal 35 (2000) 303 – 334;
  Schomerus, Georg: Ein Ideal und sein Nutzen. Ärztliche Ethik in England und Deutschland
  1902 – 1933. Frankfurt/M. 2001, 35 – 36. Zur ärztlichen Reklame als standesethisches Problem

In gewissem Umfang hat die soziologische und sozialhistorische Forschung zum Professionalisierungsprozess erklärt, warum die Ärzte jener Zeit sich dennoch vor allem auf die letzteren, eher formalen Aspekte ihrer Standesethik konzentrierten. Die Verhaltens- und Etiketteregeln dienten dazu, die staatlich approbierten Ärzte von den nicht-approbierten Heilern, den sogenannten Kurpfuschern, abzugrenzen. Sie halfen, den gesellschaftlichen Status des Berufsstandes zu heben und seine Exklusivität zu bewahren. Sie waren ein Mittel, um den Konkurrenzkampf innerhalb der Ärzteschaft zu entschärfen, insbesondere in Zeiten einer relativen Überfüllung des Berufes, wie sie gegen Ende des 19. Jahrhunderts herrschte. Und schließlich unterstützten Verhaltenskodizes die Ärzte in ihrem Bemühen, eine staatlich anerkannte Monopolstellung auf dem Markt für Gesundheitsleistungen zu erlangen.[4]

Die Reichweite dieser Erklärungen ist jedoch zu gering, um die Inhalte der ärztlichen Berufsethik jener Zeit voll zu verstehen, wie auch die Bedeutung, ja Dringlichkeit, zu ermessen, die Verhaltensregeln für den einzelnen Arzt wie für den gesamten Berufsstand besaßen. Um hier ein besseres historisches Verständnis zu erzielen, müssen wir uns mit der Kultur der Ärzte um 1900 auseinandersetzen, vor allem mit ihrer Kultur der Ehre. Da Frauen in Preußen erst 1908 zum Medizinstudium zugelassen wurden,[5] betrachten wir hier eine vorwiegend männliche Kultur.[6]

In meiner Diskussion der ärztlichen Berufsethik um 1900 werde ich drei Konzepte anwenden, die ursprünglich aus der Soziologie stammen, in den letzten Jahren jedoch besonders in kulturwissenschaftlichen Studien, den sogenannten *cultural studies*, wichtig geworden sind: (1.) Georg Simmels Konzept der Ehre als Mittel für den Zusammenhalt einer sozialen Gruppe (oder eines »sozialen Kreises«, wie Simmel schrieb) und seine Interpretation der Ehre als

---

Binder, Jochen: Zwischen Standesrecht und Marktwirtschaft. Ärztliche Werbung zu Beginn des 20. Jahrhunderts im deutsch-englischen Vergleich. Frankfurt/M. 2000.

4 Siehe u. a. Waddington, Ivan: The Medical Profession in the Industrial Revolution. Dublin 1984; Huerkamp, Claudia: Der Aufstieg der Ärzte im 19. Jahrhundert. Vom gelehrten Stand zum professionellen Experten. Göttingen 1985; Morrice, Andrew: »Honour and Interests«: Medical Ethics and the British Medical Association, in: Andreas-Holger Maehle/Johanna Geyer-Kordesch (Hg.): Historical and Philosophical Perspectives on Biomedical Ethics. From Paternalism to Autonomy? Aldershot 2002, 12 – 35.

5 Als erster deutscher Bundesstaat hatte Baden zum Wintersemester 1899/1900 Frauen regulär zum Medizinstudium zugelassen. Ende 1908 gab es in Deutschland nur 92 ordnungsgemäß approbierte Ärztinnen. Vgl. Bleker, Johanna: Das Ende des männlichen Berufsmonopols in Deutschland. Die ersten »legitimen weiblichen Ärzte« werden approbiert, in: Heinz Schott (Hg.): Meilensteine der Medizin. Dortmund 1996, 396 – 402, hier 399.

6 Kulturen der Männlichkeit sind in der Medizinhistoriographie der letzten Jahre vermehrt in den Blick gerückt, insbesondere hinsichtlich männlichen Gesundheitsverhaltens. Siehe Dinges, Martin (Hg.): Männlichkeit und Gesundheit im historischen Wandel ca. 1800 – ca. 2000. Stuttgart 2007.

eine gesellschaftliche Kraft, die zwischen der individuellen Moral und dem allgemeinen Recht angesiedelt ist;[7] (2.) die Auffassung der Ehre als eine Form symbolischen Kapitals im Sinne von Pierre Bourdieu. Ehre wird hier als eine Kapitalform aufgefasst, die, in Analogie zum sozialen Kapital (d. h. dem Kapital der sozialen Beziehungen) und zum ökonomischen Kapital, ihrem Besitzer Einfluss und Macht verleiht. (3.) verwende ich den Bourdieuschen Begriff des »Habitus« als eines spezifischen Wahrnehmungs-, Denk- und Handlungsmusters einer sozialen Gruppe.[8] Wie wir sehen werden, eignet sich der Habitus-Begriff gut als Zugang zum Verständnis der berufsethischen Verhaltenskodizes in der Medizin. Ich werde versuchen zu zeigen, dass eine scharfe Unterscheidung zwischen Etikette und sog. »echter« Ethik wenig hilfreich ist, um das Verhalten der Ärzte vor hundert Jahren zu verstehen. Die vermeintliche Dichotomie zwischen Ethik und Etikette fällt vielmehr weitgehend in sich zusammen, wenn wir die ärztliche Ethik jener Zeit durch die Brille einer männlichen Standesehre betrachten.

Es ist vielleicht besonders angemessen, Konzepte von Georg Simmel (1858 – 1918) zu verwenden, da er nicht nur ein Zeitgenosse von Albert Moll war, sondern die beiden sich auch persönlich kannten und ein gemeinsames Interesse an psychologischen Fragestellungen hatten. Simmel hatte 1901 an der Berliner Universität eine außerordentliche Professur für Philosophie erhalten und Moll führte zu jener Zeit am Kurfürstendamm eine gut gehende Privatpraxis für Nervenkrankheiten.[9] Im Vorwort zu seinem Buch *Ärztliche Ethik* (1902) bedankte sich Moll bei Simmel für dessen Unterstützung.[10] Sechs Jahre später veröffentlichte Simmel sein wichtiges Werk über die »Formen der Vergesellschaftung«, die *Soziologie*. In diesem Buch ist unter anderem Simmels Konzept der Ehre ausgeführt.[11]

---

7 Siehe Simmel, Georg: Soziologie. Untersuchungen über die Formen der Vergesellschaftung. 4. Auflage Berlin 1958, 326 – 327, 402 – 406; Vogt, Ludgera: Zur Logik der Ehre in der Gegenwartsgesellschaft: Differenzierung, Macht, Integration. Frankfurt/M. 1997, 153 – 186.

8 Siehe Bourdieu, Pierre: Esquisse d'une théorie de la pratique: precede de trois etudes d'ethnologie kabyle. Genf 1972; Martin, B./Szelény, I.: Beyond Cultural Capital: Toward a Theory of Symbolic Domination, in: Derek Robbins (Hg.): Pierre Bourdieu, Bd. 1. London 2000, 278 – 301; Ostrow, J.: Culture as a Fundamental Dimension of Experience. A Discussion of Pierre Bourdieu's Theory of Human Habitus, in: Robbins (2000) 302 – 322; Vogt (1997) 104 – 152.

9 Siehe einführend zu Leben und Werk Simmels, Featherstone, Mike: Georg Simmel. An Introduction, in: Theory, Culture & Society 8 (1991) 1 – 16; Frisby, David: Georg Simmel. London 2002.
   Zu Molls Biografie siehe Cario, Dorothea: Albert Moll (1862 – 1939). Leben, Werk und Bedeutung für die Medizinische Psychologie. Med. Diss. Mainz 1999.

10 Moll (1902) VI.

11 Simmel (1958) 326 – 327, 402 – 406.

»Ehre« war ein zentrales Thema im Wilhelminischen Deutschland, besonders durch die damalige öffentliche Debatte über die moralische Rechtmäßigkeit des Duells – eine Diskussion, die von Historikern wie Ute Frevert und Kevin McAleer im Detail untersucht worden ist.[12] Obwohl das Duellieren gesetzlich verboten war, wurde es weiterhin praktiziert, nicht nur unter Adligen und Offizieren, sondern auch unter höheren Beamten, Rechtsanwälten, Ärzten und anderen Akademikern. Im 19. Jahrhundert wurden zuerst im Militär sogenannte Ehrengerichte gebildet, deren Aufgabe es war, in Fällen von Beleidigung und Ehrverletzung zu vermitteln, um idealerweise ein Duell zu verhindern. Der Stand der Rechtsanwälte hatte 1878 solche Ehrengerichte offiziell als berufliche Disziplinargerichte eingeführt.[13] Die Ärzteschaft folgte dem Beispiel der Offiziere und der Juristen.

In den 1890er Jahren führten Preußen, Sachsen und andere Bundesstaaten per Gesetz staatlich autorisierte Ehrengerichte für Ärzte ein, die an die Ärztekammern oder ärztlichen Bezirksvereine angeschlossen waren. Sie bestanden typischerweise aus mehreren ärztlichen Delegierten und einem Juristen. Ihre Aufgabe sollte es sein, Ansehen und Berufsethik der Ärzte in einer Zeit verschärften Konkurrenzkampfes hochzuhalten.[14]

---

12 Frevert, Ute: Ehrenmänner: Das Duell in der bürgerlichen Gesellschaft. München 1991; McAleer, Kevin: Dueling: The Cult of Honor in Fin-de-Sciècle Germany. Princeton 1994. Zum Duellieren in Studentenverbindungen (Burschenschaften) und zu militaristischen Männlichkeitsidealen siehe Levsen, Sonja: Constructing Elite Identities: University Students, Military Masculinity and the Consequences of the Great War in Britain and Germany, in: Past and Present 198 (2008) 147–183.

13 Siehe Siegrist, Hannes: Public Office or Free Profession? German Attorneys in the Nineteenth and Early Twentieth Centuries, in: Geoffrey Cocks and Konrad Jarausch (Hg.): German Professions, 1800–1950. New York 1990, 46–65; John, Michael: Between Estate and Profession: Lawyers and the Development of the Legal Profession in Nineteenth Century Germany, in: David Blackbourn/Richard Evans (Hg.): The German Bourgeoisie: Essays on the Social History of the German Middle Class from the Late Eighteenth to the Early Twentieth Century. London 1991, 162–197.

14 Siehe im Einzelnen: Maehle, Andreas-Holger: Professional Ethics and Discipline: The Prussian Medical Courts of Honour, 1899–1920, in: Medizinhistorisches Journal 34 (1999) 309–338; Rabi, Barbara: Ärztliche Ethik – Eine Frage der Ehre? Die Prozesse und Urteile der ärztlichen Ehrengerichtshöfe in Preußen und Sachsen 1918–1933. Frankfurt/M. 2002; Maehle, Andreas-Holger: Doctors, Honour and the Law: Medical Ethics in Imperial Germany. Basingstoke 2009. Bis zum Ersten Weltkrieg wurden Ehrengerichte mit Disziplinarbefugnissen in den folgenden deutschen Staaten offiziell eingerichtet: Baden (1883), Oldenburg (1891), Hamburg (1894), Bayern (1895), Sachsen (1896), Preußen (1899), Anhalt (1900), Lübeck (1903), Schaumburg-Lippe (1905), Braunschweig (1908), Waldeck-Pyrmont (1912). In der Weimarer Republik folgten Lippe-Detmold (1921), Hessen (1924), Württemberg (1925), Thüringen (1926). Vgl. Finkenrath, Kurt: Die Organisation der deutschen Ärzteschaft. Eine Einführung in die Geschichte und den gegenwärtigen Aufbau des wissenschaftlichen, standes- und wirtschaftspolitischen ärztlichen Vereinslebens. Berlin 1928, 46–55.

Im Folgenden werde ich zuerst die Tätigkeit dieser ärztlichen Ehrengerichte darstellen und untersuchen, welche Art von Berufsethik von den Ehrenrichtern vertreten wurde. Sodann werde ich das Thema der »ärztlichen Ehre« im Kontext zweier medizinisch-rechtlicher Debatten jener Zeit behandeln, und zwar innerhalb der Diskussion um die Patienteneinwilligung zu ärztlichen Eingriffen und in der Debatte um die Grenzen der ärztlichen Schweigepflicht. Im dritten und letzten Teil meiner Ausführungen werde ich aus der zeitgenössischen Literatur für Medizinstudenten und Berufsanfänger einige Beispiele dafür geben, wie der ärztliche Ehrbegriff und korrektes Verhalten interpretiert wurden.

Die Ehrengerichte

Der zentrale Paragraph im preußischen Gesetz von 1899 über die ärztlichen Ehrengerichte war einem entsprechenden Paragraphen in der deutschen Rechtsanwaltsordnung (von 1878) nachgebildet. Er verlangte zwei Dinge vom Arzt: 1., dass er seinen Beruf gewissenhaft ausübte und 2., dass er sich innerhalb wie außerhalb seiner Praxis des Ansehens würdig zeigte, das sein Beruf erforderte. Ärzte, die ihre Berufspflichten verletzten, konnten durch Warnung, Verweis, Geldstrafe oder Ausschluss von den Wahlen zur Ärztekammer diszipliniert werden. Zur Strafverschärfung konnte das Urteil in einer ärztlichen Zeitschrift veröffentlicht werden, zum Beispiel im *Ärztlichen Vereinsblatt für Deutschland*, dem Vorläufer des heutigen *Deutschen Ärzteblatts*. Wissenschaftliche, politische und religiöse Ansichten und Handlungen waren von der Ehrengerichtsbarkeit ausdrücklich ausgeschlossen.[15] Mit anderen Worten, was die ärztlichen Ehrengerichte zu beurteilen hatten, war, ob das Verhalten eines Arztes im konkreten Fall gegen die Vorstellungen von der Würde, der Ehre und dem öffentlichen Ansehen der Ärzteschaft verstoßen hatte. In einigen deutschen Staaten halfen ärztliche Standesordnungen den Ehrenrichtern bei dieser Entscheidung, allerdings waren solche Standesordnungen nicht überall rechtsverbindlich.[16] Die Ehrenrichter mussten daher letztlich aus eigenem Ermessen heraus entscheiden,

---

15 Vgl. Altmann, F.: Aerztliche Ehrengerichte und ärztliche Standesorganisation in Preußen. Das Preußische Gesetz betreffend die ärztlichen Ehrengerichte, das Umlagerecht und die Kassen der Aerztekammer vom 25. November 1899 zum praktischen Handgebrauch erläutert. Berlin 1900, 36–43; Kade, Carl: Die Ehrengerichtsbarkeit der Aerzte in Preussen. Eine Bearbeitung des Ehrengerichtsgesetzes und der veröffentlichten Entscheidungen des ärztlichen Ehrengerichtshofes. Berlin 1906, 50–52.

16 Siehe z.B. die Standesordnungen der Karlsruher Ärzte (1876), für die ärztlichen Bezirksvereine im Königreich Sachsen (1899), für die Ärzte der Provinz Sachsen (1898), für die Ärzte der Provinz Westfalen (1899) und die Entwürfe der Standesordnungen für die Ärzte Bayerns (1897) und für den Bezirk der Ärztekammer der Rheinprovinz und der Hohenzollernschen Lande, abgedruckt in Altmann (1900) 179–204.

ob eine Beschuldigung ärztlichen Fehlverhaltens im Einzelfall gerechtfertigt war. Solche Beschuldigungen stammten vorwiegend von anderen Ärzten, aber auch von Patienten und von Behörden.[17]

Die ärztlichen Ehrengerichte mussten jährlich über ihre Tätigkeit an das zuständige Ministerium berichten – in Preußen an den Minister für Geistliche, Unterrichts- und Medizinalangelegenheiten bzw. ab 1911 an die Medizinalabteilung im Innenministerium. Besonders detailliert sind die erhaltenen Berichte des Ehrengerichts der Ärztekammer für Brandenburg und Berlin, so dass sich hier die Schwerpunkte der Tätigkeit rekonstruieren lassen. Die häufigsten Fälle, in denen dieses Ehrengericht während der ersten beiden Jahrzehnte des 20. Jahrhunderts eine Disziplinarstrafe verhängte, betrafen: übermäßige Werbung; Beleidigung von Kollegen oder unkollegiales Verhalten; finanzielles Fehlverhalten; und sexuelle Vergehen.[18]

Die Bestrafung ärztlicher Reklame und kommerziellen Verhaltens, zum Beispiel des Verkaufs oder Kaufs einer Praxis, muss im Kontext der zeitgenössischen Aspirationen der Ärzte gesehen werden, in der Gesellschaft als »Gentlemen«, als Ehrenmänner, anerkannt zu werden. Dieses Bestreben war bei den Ärzten des Kaiserreichs besonders ausgeprägt, nachdem die Gewerbeordnung von 1869/71 die ärztliche Tätigkeit unter diejenige anderer Gewerbetreibender eingeordnet hatte. Die heilkundliche Tätigkeit war hiermit freigegeben worden, lediglich die Führung des Titels »Arzt« war gesetzlich geschützt und auf staatlich approbierte Ärzte beschränkt. Grundsätzlich gehörten die Ärzte also der gleichen Kategorie an wie andere Gewerbetreibende und nicht-lizenzierte Heiler. Im Laufe der Jahrzehnte hatte die Ärzteschaft eine tiefgehende Abneigung gegen diese Kategorisierung entwickelt. Dementsprechend versuchten die Ehrengerichte, jegliche Form offenkundigen geschäftsmäßigen Verhaltens zu unterdrücken, indem sie es als standesunwürdig, unehrenhaft oder rufschädigend brandmarkten und bestraften.[19]

Ausgeprägtes Konkurrenzverhalten unter den Ärzten wurde oftmals als Unkollegialität disziplinarisch verfolgt. Kollegiales Verhalten wurde insbesondere bei Vertragsabschlüssen mit den Krankenkassen eingefordert, welche mit der Bismarckschen Sozialgesetzgebung seit 1883 eine stets wachsende Bedeutung

---

17 Nach meiner Auswertung der Berichte der preußischen ärztlichen Ehrengerichte stammten in der Zeit von 1903 bis zum Beginn des Ersten Weltkriegs rund 40 bis 50 Prozent der Anschuldigungen von Ärzten, rund 20–30 Prozent von Privatpersonen und ebenfalls rund 20–30 Prozent von Behörden. Vgl. Geheimes Staatsarchiv Preussischer Kulturbesitz (GStAPK, Berlin), I. HA Rep. 76 VIII B, Nr. 782–783; Maehle (1999).

18 Vgl. GStAPK I. HA Rep. 76 VIII B, Nr. 830; Maehle (1999) 326.

19 Siehe z. B. Preußischer Ehrengerichtshof für Ärzte: Entscheidungen des Preußischen Ehrengerichtshofes für Ärzte. Im Auftrage des Ehrengerichtshofes herausgegeben. Berlin 1908–34, Bd. 1, 4, 9–10, 20. Zur disziplinaren Ahndung ärztlicher Reklame siehe Binder (2000).

für die Einnahmen praktischer Ärzte gewannen. Ärztekammern oder ärztliche Bezirksvereine verlangten ihren Mitgliedern das Ehrenwort ab, dass sie ohne Zustimmung ihrer Vertragskommissionen keine Abschlüsse mit den Kassen tätigen würden. Zudem wurden die Ärzte verpflichtet, keine Kassenarztstellen anzutreten, die gerade vom Verband der Ärzte Deutschlands zur Wahrung ihrer wirtschaftlichen Interessen im Rahmen eines Arbeitskampfes gesperrt waren. Der Verband, heute besser bekannt als Hartmann-Bund, war im Jahr 1900 von dem Leipziger praktischen Arzt Hermann Hartmann (1863–1923) als Interessenvertretung der Ärzteschaft gegenüber den Krankenkassen gegründet worden. Als gewerkschaftsähnliche Einrichtung organisierte der Hartmann-Bund in der Folgezeit mehrere Ärztestreiks. Hartmann-Bund und ärztliche Ehrengerichte arbeiteten Hand in Hand. Ignorierten Ärzte die Vertragskommissionen oder nahmen sie vom Hartmann-Bund gesperrte Kassenarztstellen an, so hatten sie mit einem ehrengerichtlichen Verfahren zu rechnen, in dem ihnen Ehrenwortbruch und Unkollegialität zur Last gelegt wurden.[20]

Ein anderer wichtiger Bereich ehrengerichtlicher Disziplinierung war das geschlechtliche Verhalten des Arztes. Ärzte, die sich eines sexuellen Übergriffs auf Patientinnen schuldig gemacht hatten, wurden mit hohen Disziplinarstrafen belegt. Aber auch das geschlechtliche Verhalten eines Arztes außerhalb seiner Praxis konnte ehrengerichtliche Konsequenzen haben. Zum Beispiel wurde ein Arzt, der ein Eheversprechen nicht eingehalten und leichtfertig seine Verlobung gelöst hatte, wegen unehrenhaften Verhaltens und Schädigung des Ansehens seines Berufes disziplinarisch bestraft. Allgemein wurde erwartet, dass ein Arzt als Ehrenmann die weibliche (Geschlechts-)Ehre respektierte und schützte.[21]

Die ärztlichen Ehrengerichte waren relativ beschäftigte Einrichtungen. In der Zeit vor dem Ersten Weltkrieg befassten sie sich in Preußen mit rund 500 bis 600 Beschuldigungen ärztlichen Fehlverhaltens pro Jahr. Etwa 150 Fälle pro Jahr

---

20 Siehe z. B. Preußischer Ehrengerichtshof für Ärzte (1908–34) Bd. 1, 117–136; Bd. 3, 193–206. Zur Geschichte der Krankenversicherung in Deutschland siehe u. a. Frevert, Ute: Krankheit als politisches Problem 1770–1880. Soziale Unterschichten in Preußen zwischen medizinischer Polizei und staatlicher Sozialversicherung. Göttingen 1984; Labisch, Alfons: From Traditional Individualism to Collective Professionalism: State, Patient, Compulsory Health Insurance, and the Panel Doctor Question in Germany, 1883–1931, in: Manfred Berg/Geoffrey Cocks (Hg.): Medicine and Modernity: Public Health and Medical Care in Nineteenth- and Twentieth-Century Germany. Cambridge 1997, 35–54; Sauerteig, Lutz: Health Costs and the Ethics of the German Sickness Insurance System, in: Maehle/Geyer-Kordesch (2002) 49–72. Zur Geschichte des Hartmann-Bundes siehe Huerkamp (1985) 279–302; Herold-Schmidt, Hedwig: Ärztliche Interessenvertretung im Kaiserreich 1871–1914, in: Robert Jütte (Hg.): Geschichte der deutschen Ärzteschaft. Köln 1997, 43–95, hier 50–51, 90–95.

21 Vgl. Preußischer Ehrengerichtshof für Ärzte (1908–34) Bd. 1, 106–110, 147–150; Bd. 2, 144–147; Bd. 4, 41–46, 77–78.

endeten mit einer Disziplinarstrafe.[22] Um die Proportionen zu verdeutlichen: In dieser Zeit unterstanden etwa 16.000 Ärzte der Ehrengerichtsbarkeit der zwölf preußischen Ärztekammern. Es wurde also in jedem Jahr etwa 1 Prozent der Ärzte in Preußen von einem Ehrengericht diszipliniert. Zudem unterstanden die Gruppen der Militärärzte und beamteten Ärzte einer jeweils eigenen Disziplinargerichtsbarkeit.

Die Aktivität der Ehrengerichte und ihre Bedeutung für den ärztlichen Berufsstand werden verständlich, wenn wir berücksichtigen, was Georg Simmel damals über die Ehre als gesellschaftliche Kraft schrieb. Ehre, so seine These, garantierte den Zusammenhalt einer sozialen Gruppe, indem sie die Interessen der Gruppe zugleich zum persönlichen Anliegen des Individuums machte. Das soziale Phänomen »Ehre« war angesiedelt zwischen der Moral, die über die Stimme des individuellen Gewissens wirkte, und dem Recht, dessen Wirksamkeit auf der Anwendung externer, auch physischer Zwangsmittel beruhte. Die Sanktionen, welche auf Verletzungen der Ehre folgten, trugen daher teils einen innerlichen, subjektiven Charakter, teils waren sie äußerlicher und gesellschaftlicher Natur.[23] In der Tat disziplinierten die ärztlichen Ehrengerichte auf diese doppelte Weise, indem sie Warnungen und Verweise als »innerlich« wirksame Mittel einsetzten und Geldstrafen, Wahlrechtsentzug und Veröffentlichung des Urteils als externe, soziale Sanktionen anwandten.

Die Inhalte der Ehre hingen nach Simmel von den spezifischen Interessen der unterschiedlichen sozialen Gruppen ab. Hieraus ergaben sich verschiedene Typen von Ehre, zum Beispiel die Offiziersehre, die Kaufmannsehre oder die Ehre des Gelehrten. Verhaltensweisen, die für die eine Gruppe durchaus akzeptabel waren, zum Beispiel für Geschäftsleute das exzessive Anpreisen von Waren oder von Dienstleistungen, konnte für eine andere Gruppe, zum Beispiel für die der Akademiker, als unehrenhaft gelten.[24] Dies ist genau das, was wir oben in Hinblick auf den ärztlichen Beruf und kommerzielles Verhalten, zum Beispiel in Form von ärztlicher Reklame, bemerkt haben.

Neben Simmels Konzept der Ehre als Mittel für den Zusammenhalt und die Identität einer sozialen Gruppe ist hier auch Pierre Bourdieus Auffassung der Ehre als symbolisches Kapital hilfreich. Die ärztliche Standesehre war ein persönlich nutzbares, symbolisches Kapital für den Arzt, das ihm Glaubwürdigkeit und Respekt bei seinen Patienten verschaffte. Zugleich war die Standesehre kollektives Kapital der Ärzteschaft. Eine Verletzung der Standesehre betraf daher das Individuum ebenso wie die soziale Gruppe. Ehrengerichte funktio-

---

22 Vgl. GStAPK I. HA Rep. 76 VIII B, Nr. 782 – 783.
23 Simmel (1958) 402 – 406.
24 Simmel (1958) 326, 404.

nierten gewissermaßen als Banken für dieses kollektive Kapital »Ehre«.[25] Indem der Ehrverletzer diszipliniert wurde, wurde das kollektive Kapital der Ehre des Berufsstandes wiederhergestellt. Charakteristischerweise konnte dieser Prozess die Umwandlung ökonomischen Kapitals in symbolisches Kapital involvieren, wenn der Verurteilte eine Geldstrafe als Wiedergutmachung für seinen Verstoß gegen die Standesehre zu bezahlen hatte.

Nicht immer aber ließen sich professionelle Konflikte und Ehrverletzungen auf diese Weise bereinigen. Eine Anschuldigung unehrenhaften Verhaltens konnte unter Umständen für den angeklagten Arzt so verletzend sein, dass sie seine berufliche und persönliche Existenz in Frage stellte. Ein extremes Beispiel ist das des Münchener Pädiaters Moritz Hutzler. Im Gefolge von Auseinandersetzungen mit den Privatdozenten Hecker und Trumpp um die gemeinsame Leitung des Gisela-Kinderspitals in Schwabing erkannte ihn das Ehrengericht des ärztlichen Bezirksvereins München »eines schweren Verstosses gegen die kollegialen Standespflichten schuldig« und sprach zudem aus, dass er durch sein Verhalten »auch nach allgemein bürgerlichen Begriffen Treu und Glauben verletzt« hätte. Obwohl der Vorsitzende des Ehrengerichts, Dr. Kastl, später in einer Mitgliederversammlung des Vereins erklärte, dass er »durchaus nicht die Ehrenhaftigkeit des Beschuldigten bezweifeln wolle und wollte«, und Hutzler von dieser Erklärung Kenntnis erhielt, erschoss sich letzterer am Ostersonntag 1907.[26] Im Nachlass Hutzlers fanden sich dann Unterlagen, die zugunsten desselben sprachen. Das Ehrengericht sah sich nun harter öfflicher Kritik, insbesondere seitens des bekannten Münchener Historikers und Politikers Ludwig Quidde (1858–1941), ausgesetzt, wogegen es sich erfolglos mit einer zivilrechtlichen Beleidigungsklage zu verteidigen versuchte. Andere Standesvertreter nahmen die Affäre zum Anlass, auf Reformen in der bayerischen Ehrengerichtsbarkeit für Ärzte, in der im Unterschied zu Preußen keine juristisch ausgebildeten Ehrenrichter vertreten waren, zu drängen.[27] Ärztliche Berufsgerichte mit jeweils einem juristischen und vier ärztlichen Mitgliedern wurden in den bayerischen Regierungsbezirken allerdings erst 1927 eingerichtet.[28]

---

25 Siehe auch Rabi (2002) 220–221.
26 Vgl. Tagesgeschichtliche Notizen. München, 8. April 1907, in: Münchener Medizinische Wochenschrift 54 (1907) 758–759.
27 Nassauer, Max: Aus ärztlichen Standesvereinen. Aerztlicher Bezirksverein München. Mitgliederversammlung vom 20. April 1907, in: Münchener Medizinische Wochenschrift 54 (1907) 915–917; Tagesgeschichtliche Notizen. München, 9. Dezember 1907, in: Münchener Medizinische Wochenschrift 54 (1907) 2509; Mayer, Wilhelm: Zur Verbesserung unserer bayerischen ärztlichen Ehrengerichte, in: Münchener Medizinische Wochenschrift 55 (1908) 1788–1790; Doerfler, Hans: Verbesserung oder Neuorganisation unserer bayerischen ärztlichen Ehrengerichte, in: Münchener Medizinische Wochenschrift 55 (1908) 1997–1998. Ich bereite zurzeit eine Detailstudie zu diesem Fall vor.
28 Finkenrath (1928) 51–52; Herold-Schmidt (1997) 53.

Ethische Probleme: Einwilligung und Schweigepflicht

Inwieweit lässt sich aber nun der Begriff der Standesehre über innerprofessio-
nelle Konflikte hinausgehend auf andere Probleme anwenden, die als typisch
medizinethische gelten, zum Beispiel auf Patientenaufklärung und -einwilligung
oder auf die ärztliche Schweigepflicht? Im Jahr 1894 entschied das Reichsgericht
in Leipzig, das höchste Gericht im Deutschen Reich, dass ärztliche Eingriffe
ohne zumindest stillschweigende Einwilligung des Patienten oder seines gesetzlichen Vertreters als Körperverletzung nach Paragraph 223 des Strafgesetzbuches strafbar waren. Der Entscheidung lag ein Fall zugrunde, in dem der
Hamburger Chirurg Heinrich Waitz an einem Kind gegen den ausdrücklichen
Willen des Vaters eine medizinisch indizierte Vorfußamputation wegen Kno-
chentuberkulose vorgenommen hatte. Obwohl Waitz letztlich freigespro-
chen wurde, setzte die Reichsgerichtsentscheidung ein wichtiges Signal für die
Notwendigkeit der Patienteneinwilligung.[29] In einem weiteren, zivilrechtlichen
Fall befand das Oberlandesgericht Dresden 1897 den Gynäkologen Otto Ihle für
schuldig, eine absichtliche und widerrechtliche Körperverletzung begangen zu
haben, weil er an einer bereits narkotisierten Patientin eine andere, größere
Operation vorgenommen hatte als diejenige, in welche die Patientin vor der
Narkose eingewilligt hatte. Auch in diesem Fall bestand kein Zweifel an der
medizinischen Notwendigkeit der vorgenommenen Operation, umstritten war
jedoch, ob der Eingriff hätte verschoben werden müssen, um nach weiterge-
hender Aufklärung die erweiterte Einwilligung der Patientin einzuholen. Die
Staatsanwaltschaft, an welche der Fall zur Einleitung eines Strafverfahrens
wegen Körperverletzung weitergegeben wurde, sah allerdings von einer Anklage
ab.[30]

Diese beiden Fälle, und ähnliche andere, führten zu beachtlichen Reaktionen
in der juristischen und medizinischen Presse. Während unter den Juristen die
Meinungen geteilt waren, äußerten medizinische Kommentatoren Verständnis
für die schwierige Lage der betreffenden Operateure. Von einem paternalistischen Standpunkt aus argumentierten sie, die Operateure hätten im besten In-

---

29 Reichsgericht: Von welchen rechtlichen Voraussetzungen hängt die Strafbarkeit oder
    Straflosigkeit von Körperverletzungen ab, welche zum Zwecke des Heilverfahrens von
    Ärzten bei operativen Eingriffen begangen werden? (III. Strafsenat, Urteil v. 31. Mai 1894),
    in: Entscheidungen des Reichsgerichts. Herausgegeben von den Mitgliedern des Gerichts-
    hofes und der Reichsanwaltschaft. Entscheidungen in Strafsachen, Bd. 25. Leipzig 1894, 375 –
    389; Maehle, Andreas-Holger: Assault and Battery, or Legitimate Treatment? German Legal
    Debates on the Status of Medical Interventions without Consent, c. 1890 – 1914, in: Gesnerus
    57 (2000) 206 – 221, hier 213 – 216; Noack, Thorsten: Eingriffe in das Selbstbestimmungs-
    recht des Patienten: Juristische Entscheidungen, Politik und ärztliche Positionen. Frankfurt/
    M. 2004, 26 – 37.
30 Siehe Maehle (2000) 216 – 217; Noack (2004) 38 – 43.

teresse ihrer Patienten gehandelt und dies sei wichtiger als die Einwilligung des Patienten oder seines gesetzlichen Vertreters. Was in Ärztekreisen vor allem Anstoß erregte, war der Umstand, dass hier operativ tätige Ärzte von den Gerichten wie gemeine Verbrecher eingestuft wurden, die eine Körperverletzung begangen hatten. Diese juristische Auffassung wurde als Verletzung der ärztlichen Standesehre verstanden.[31] Der Gynäkologe Ihle zum Beispiel war so aufgebracht über die ihm zugefügte Ehrverletzung, dass er den sächsischen Landtag um Schadensersatz petitionierte.[32] Als das Reichsjustizamt 1902 eine allgemeine Reform des Strafgesetzbuches in die Wege leitete, drängten die ärztlichen Standesvertretungen darauf, eine Klausel in das Gesetz aufzunehmen, die ärztliche Eingriffe ausdrücklich vom Tatbestand der Körperverletzung ausnehmen sollte. Dieses Anliegen wurde mit der Würde und dem Ansehen des ärztlichen Berufs motiviert.[33]

Der Gesichtspunkt der Berufsehre spielte auch in einem prominenten Rechtsfall zur Schweigepflicht eine Rolle, der 1905 vor dem Reichsgericht verhandelt wurde und Anlass zu Diskussionen im preußischen Herrenhaus gab. Ein Berliner Arzt war vom zuständigen Bezirksgericht wegen Bruch des Berufsgeheimnisses nach Paragraph 300 des Strafgesetzbuches verurteilt worden. Das Gesetz verlangte von Ärzten, Rechtsanwälten und deren Assistenzpersonal, dass sie über ihnen anvertraute Privatgeheimnisse ihrer Patienten bzw. Klienten Stillschweigen bewahrten. In dem betreffenden Fall hatte der Arzt die Schwägerin einer an Syphilis leidenden jungen Frau gewarnt, um deren im selben Haushalt lebende zwei Kinder vor einer Infektion zu schützen. Die Verteidigung des Arztes, unterstützt von Albert Moll als medizinischem Berater, legte erfolgreich Berufung beim Reichsgericht ein, welches das erstinstanzliche Urteil aufhob. Das Reichsgericht erkannte an, dass der betreffende Arzt aufgrund einer »höheren sittlichen Pflicht« die Schweigepflicht gebrochen hatte. Seine Warnung vor einer Infektion, so das Gericht, stand im Einklang mit der Pflicht zur gewissenhaften Berufsausübung nach dem preußischen Ehrengerichtsgesetz von 1899.[34]

---

31 Siehe z. B. Angerer, Ottmar von: Die strafrechtliche Verantwortlichkeit des Arztes, in: Münchener Medizinische Wochenschrift 46 (1899) 351–356. Zur zeitgenössischen Diskussion über dieses Thema siehe Maehle (2000); Prüll, Cay-Rüdiger/Sinn, Marianne: Problems of Consent to Surgical Procedures and Autopsies in Twentieth Century Germany, in: Maehle/Geyer-Kordesch (2002) 73–93; Noack (2004).

32 Ewald, Carl Anton: Ueber den Fall I. in Dresden, in: Berliner Klinische Wochenschrift 36 (1899) 139–140, hier 139.

33 Siehe im Einzelnen Sinn, Marianne: Einwilligung und Aufklärung vor operativen Eingriffen in Deutschland 1894–1945: »... der Kranke bekommt davon, soviel er nötig hat.«, Med. Diss. Freiburg 2001; Noack (2004); Maehle (2009).

34 Vgl. Reichsgericht: 1. Kann eine Befugnis des Arztes zur Offenbarung von Privatgeheimnissen, die ihm kraft seines Standes oder Gewerbes anvertraut sind, auch durch anderweite

In einem ähnlichen Fall von 1907, in dem ein Arzt den Verdacht einer syphilitischen Infektion eines Lehrers an den Schulinspektor gemeldet hatte, verfolgte der Preußische Ehrengerichtshof für Ärzte in Berlin die gleiche Linie. Er sprach den beschuldigten Arzt frei, das heißt, er bestätigte, dass jener ehrenhaft gehandelt hatte.[35] Die Zwangslage von Ärzten, die vor einer Ansteckung von Kontaktpersonen mit einer gefährlichen Geschlechtskrankheit warnen wollten, sich aber damit der Gefahr einer Anzeige wegen Bruchs des Berufsgeheimnisses aussetzten, schien durch diese Urteile zumindest etwas abgemildert.[36]

Auf der anderen Seite zeigten sich Ärzte äußerst unwillig, Frauen anzuzeigen, die einen Abtreibungsversuch unternommen hatten, obwohl sie trotz ihrer Schweigepflicht verhütbare Verbrechen den Polizeibehörden melden mussten. Abtreibung war nach dem Reichstrafgesetzbuch ein Verbrechen, das mit Gefängnis oder Zuchthaus bis zu 5 Jahren bestraft werden konnte. Man schätzt, dass gegen Ende des 19. Jahrhunderts pro Jahr zwischen 300.000 und 500.000 illegale Schwangerschaftsabbrüche im Deutschen Reich vorgenommen wurden. Aber in durchschnittlich weniger als 1.000 Fällen pro Jahr kam es zu einer gerichtlichen Verurteilung (im Zeitraum 1882 – 1912).[37] Jenes auf den ersten Blick widersprüchliche Verhalten der Ärzte – Bruch des Berufsgeheimnisses in dem einen Szenario, aber Verteidigung desselben in dem anderen – folgte der Logik der Ehre. Als Ehrenmänner hatten die Ärzte die weibliche Ehre zu schützen, folglich weigerten sie sich, Frauen, die einen Abtreibungsversuch

---

Berufspflichten des Arztes begründet werden? 2. Unter welchen Voraussetzungen ist anzunehmen, daß eine anvertraute Tatsache ihre Eigenschaft als Privatgeheimnis durch anderweite Kundgebung verloren habe? (II. Strafsenat, Urteil v. 16. Mai 1905), in: Entscheidungen des Reichsgerichts. Herausgegeben von den Mitgliedern des Gerichtshofes und der Reichsanwaltschaft. Entscheidungen des Reichsgerichts in Strafsachen, Bd. 38. Leipzig 1905, 62 – 66; Moll, Albert: Ein Leben als Arzt der Seele. Erinnerungen. Dresden 1936, 270 – 271; Maehle, Andreas-Holger: Protecting Patient Privacy or Serving Public Interests? Challenges to Medical Confidentiality in Imperial Germany, in: Social History of Medicine 16 (2003) 383 – 401, hier 394 – 396. Die Möglichkeit, daß ein Arzt trotz seiner Schweigepflicht aufgrund einer »höheren sittlichen Pflicht« Kontaktpersonen eines geschlechtskranken Patienten warnen dürfe, war vom Reichsgericht bereits 1903 im Entscheidungstext zu einem anderen Fall eingeräumt worden. Siehe Reichsgericht: Inwieweit muß das Recht eines Arztes, nach Maßgabe von § 383 Abs. 1 Ziff. 5 C.P.O. sein Zeugnis zu verweigern, hinter einer höheren sittlichen Pflicht zurücktreten? (VI. Civilsenat, Beschluß v. 19. Januar 1903), in: Entscheidungen des Reichsgerichts. Herausgegeben von den Mitgliedern des Gerichtshofes und der Reichsanwaltschaft. Entscheidungen in Civilsachen, Bd. 53. Leipzig 1903, 315 – 319, hier 317.

35 Preußischer Ehrengerichtshof für Ärzte (1908 – 34) Bd. 1, 93 – 98.

36 Siehe Placzek, Siegfried: Das Berufsgeheimnis des Arztes. 3. Aufl. Leipzig 1909, 100 – 102; Moll, Albert: Neuere Fragen zum ärztlichen Berufsgeheimnis, in: Berliner Aerzte-Correspondenz 16 (1911) 1 – 4.

37 Seidler, Eduard: Das 19. Jahrhundert. Zur Vorgeschichte des Paragraphen 218, in: Robert Jütte (Hg.): Geschichte der Abtreibung. Von der Antike bis zur Gegenwart. München 1993, 120 – 139, hier 135, 137 – 138.

unternommen hatten, anzuzeigen. Zumindest galt es als unangemessen, Patientinnen nach erfolgtem Schwangerschaftsabbruch – nach einem »fait accompli«, wie es einer der ärztlichen Kommentatoren ausdrückte – zu denunzieren.[38] Fälle wie der eines Arztes, der die Person, die die Abtreibung durchgeführt hatte, und zugleich die Patientin (mit deren Einwilligung) anzeigte, waren offenbar selten und wurden kritisch gesehen.[39] Zudem bewiesen Ärzte Sensibilität für die soziale Notlage vieler Frauen als wesentlichen Hintergrund für Schwangerschaftsabbrüche und rieten zu äußerster Diskretion, wenn sie zu einer abortierenden Frau gerufen wurden.[40] Andererseits fühlten Ärzte sich durch ihre Ehre verpflichtet, Unschuldige, d.h. Kinder, vor Schaden zu bewahren, und so durchbrachen sie das Schweigegebot, um jene vor Infektion mit einer Geschlechtskrankheit zu schützen.

Letztere Thematik war auch Gegenstand einer zeitgenössischen Novelle von Ottilie Franzos (alias F. Ottmer) mit dem Titel *Das Schweigen* (1902). Hierin stellt ein Arzt seine Schweigepflicht als Teil seiner Standesehre höher als seine moralische Pflicht, eine junge Frau vor der Ansteckungsgefahr durch ihren Verlobten zu warnen – mit katastrophalen Folgen für die Gesundheit der Frau und ihr Baby (das bald nach der Geburt ebenso wie sein Vater stirbt). Die Botschaft der Novelle war, dass wahre Ehre vom Arzt verlangt hätte, trotz seiner Schweigepflicht die junge Frau zu warnen.[41]

Ratgeberliteratur und ärztlicher Habitus

Schließlich war die Wahrung der Ehre ein Schlüsselthema in der Ratgeberliteratur für angehende praktische Ärzte. Den sozialen Hintergrund zu dieser Literatur bildete eine sich abzeichnende Überfüllung des Arztberufs in den 1890er Jahren, mit der Folge eines sich verschärfenden innerprofessionellen Konkurrenzkampfes. Die Krisenstimmung wurde ferner durch die damalige Diskussion um die Zulassung von Frauen und von Realschulabsolventen zum Medizinstudium angefacht.[42] Eine typische Veröffentlichung in diesem Kontext war die *Medicinische Deontologie* des Berliner praktischen Arztes und Medizinhistori-

---

38 Placzek (1909) 151. Siehe Schlegtendal (Kreisphysikus in Lennep): Das Berufsgeheimnis der Aerzte, in: Deutsche Medizinische Wochenschrift 21 (1895) 503–506; Moll (1902) 105–106.

39 Vgl. die Diskussion dieses Falls bei Moll (1911). Die betreffende Patientin wurde zwar mitverurteilt, konnte aber ein von der Staatsanwaltschaft befürwortetes Gnadengesuch einreichen.

40 Siehe z.B. Wolff, Jacob: Der Praktische Arzt und sein Beruf. Vademecum für angehende Praktiker. Stuttgart 1896, 77–78, 105–106, der in diesem Kontext auch die Beratung über Empfängnisverhütung ausdrücklich zu den Aufgaben des praktischen Arztes zählte.

41 Ottmer, F. [Franzos, Ottilie]: Das Schweigen. Erzählung. Berlin 1902.

42 Siehe im Einzelnen Huerkamp (1985) und Herold-Schmidt (1997).

kers Julius Pagel (1851 – 1912), die 1897 erschien. Pagel zufolge hatte der Arzt
seine Lebensweise und sein Verhalten nach einer »dreifachen Ehre« zu regeln:
nach seiner individuellen Ehre als Mann, seiner Würde als Vertreter eines
akademisch gebildeten Standes und seinem spezifischen ärztlichen Standesbe-
wusstsein. Pagel verglich die ärztliche Ehre mit der Offiziersehre und behaup-
tete, dass erstere sogar noch höhere Anforderungen an das Verantwortungsge-
fühl stelle, weil die Ärzte ohne Kommando von oben pflichtgemäß handeln
müssten.[43] Dies war zweifellos starke Rhetorik in der Kultur des Kaiserreichs, in
der Offiziere ein sehr hohes Ansehen genossen.

Verknüpft mit der Befolgung der Ehrvorschriften war ein bestimmter Habitus
des Arztes, also nach Bourdieu ein spezifisches Muster von inneren Dispositionen und Handlungsweisen. Dieser Habitus war nicht nur wichtig in Hinblick
auf die ehrenhafte Ausübung des Berufes, sondern auch für die Identität der
Ärzte als soziale Gruppe und als Mittel zur Abgrenzung von anderen Heilern.
Typische Eigenschaften des idealen Arztes nach der Ratgeberliteratur waren: ein
wohlwollendes, altruistisches Wesen, allerdings unter Wahrung einer gewissen
sozialen Distanz, insbesondere gegenüber Patienten der Unterschicht; Ehrlichkeit; Arbeitseifer; Kollegialität; Befolgen von Hygiene; ein maßvoller Le-
benswandel; angemessene Kleidung; Diskretion und sexuelle Zurückhaltung.[44]
Viele dieser Merkmale waren seit langem in der Literatur über den Arzt und
seine Aufgaben tradiert worden und können im Prinzip bis zu den hippokratischen Schriften in der Antike zurückverfolgt werden;[45] doch sie wurden nun
der bürgerlichen Kultur des ausgehenden 19. Jahrhunderts angepasst und entsprechend neu formuliert.

Hiermit verbunden war eine Diskussion, ob Unterricht in ärztlicher Ethik in
das Kurrikulum für das Medizinstudium eingeführt werden sollte. Dem Argument, dass Ärzte in der Situation einer Überfüllungskrise ihres Berufes die
Medizinstudenten in den spezifischen ethischen Anschauungen des Standes
unterrichten sollten, wie dies Anwälte, Offiziere oder Geschäftsleute für ihren
Nachwuchs täten,[46] stand die Auffassung gegenüber, es gebe nur eine Ethik des

---

43 Pagel, Julius: Medicinische Deontologie. Ein kleiner Katechismus für angehende Praktiker.
    Berlin 1897, 33.
44 Vgl. ebd. 34 – 38; Gersuny, Robert: Arzt und Patient. Winke für Beide. Stuttgart 1884; Hasse,
    C. [Mensinga, Wilhelm]: Aus dem Ärztlichen Leben. Ratgeber für angehende und junge
    Ärzte. Berlin 1886; Ziemssen, Hugo von: Der Arzt und die Aufgaben des ärztlichen Berufes,
    in: idem: Klinische Vorträge. Leipzig 1887, 1 – 23.
45 Siehe Nutton, Vivian: Beyond the Hippocratic Oath, in: Andrew Wear/Johanna Geyer-
    Kordesch/Roger French (Hg.): Doctors and Ethics: The Earlier Historical Setting of Pro-
    fessional Ethics. Amsterdam 1993, 10 – 37; Bergdolt, Klaus: Das Gewissen der Medizin.
    Ärztliche Moral von der Antike bis heute. München 2004, 45 – 51.
46 Ziemssen, Oswald: Ueber den medicinisch-klinischen Unterricht. Discussion, in: Ver-

gebildeten Menschen, die durch Erziehung in der Familie, nicht an der Universität, vermittelbar sei.[47] Ein Antrag auf dem Ärztetag 1902, Vorlesungen über medizinische Ethik in das letzte, praktische Jahr des Medizinstudiums einzuführen, wurde abgelehnt. Man einigte sich lediglich darauf, die Studierenden allgemein mit den Aufgaben des ärztlichen Berufes, vor allem im Rahmen des gesetzlichen Sozial- und Krankenversicherungswesens, vertraut zu machen.[48] Charakteristischerweise wurde gerade den jungen Ärzten angeraten, sich stets in einer selbstsicheren Art und Weise zu geben, um als »Souverän« in einer paternalistisch gedachten Arzt-Patient-Beziehung anerkannt zu werden. Die Einwilligung des Patienten diene allenfalls zur moralischen Unterstützung des Arztes.[49] Dieser ideale, paternalistische Habitus des Arztes wurde immer wieder und mit nur geringen Variationen in der Ratgeberliteratur wiederholt.[50]

Fazit

Wie ich gezeigt habe, durchzog der Begriff der Ehre die Berufsethik der Ärzte im Kaiserreich. Das Verhalten der Ärzte im professionellen Kontext wie in medizinischen Konfliktsituationen wurde bestimmt und beurteilt nach den vorherrschenden Vorstellungen von männlicher Ehre. Die Entscheidungsfindung der Ärzte war zumeist in einem Mittelbereich zwischen Moral und Recht angesiedelt, um Simmels Lokalisierung der Ehre hier nochmals aufzugreifen. Die ärztliche Berufsethik jener Zeit kann nicht als Teilbereich der Moralphilosophie oder als angewandte Ethik aufgefasst werden. Aber sie war auch keine bloße Etikette. Sie war beeinflusst von der Kultur des Rechts, konnte sich aber auch in Widerspruch zu geltenden Gesetzen stellen. Um der ärztlichen Ethik vor hundert Jahren gerecht zu werden, begreifen wir sie am besten als kulturelles Phänomen: als eine Erscheinungsform einer Kultur der Ehre.

---

handlungen des Congresses für Innere Medicin 16 (1898) 68–69, hier 69; Ziemssen, Oswald: Die Ethik des Arztes als Medicinischer Lehrgegenstand. Leipzig 1899, 5.

47 Jaksch, Rudolf von: Ueber den medicinisch-klinischen Unterricht. Schlusswort, in: Verhandlungen des Congresses für Innere Medicin 16 (1898) 74–76, hier 76.

48 Grassmann: Ist ärztliche Ethik lehrbar?, in: Ärztliches Vereinsblatt für Deutschland 31 (1902) 406–408.

49 Pagel (1897) 42–45; Scholz, Friedrich: Von Ärzten und Patienten: Lustige und unlustige Plaudereien. Mit dem Bildnis des Verfassers und Originalfederzeichnungen von O. Merté. 4. Aufl. München 1914, 134.

50 Siehe Schomerus (2001).

Walter Bruchhausen

Abschied von Hippokrates?
Historische Argumentationen in der bioethischen Kritik am ärztlichen Ethos

Vielen jüngeren medizinethischen Strömungen ist – bei allen teilweise grundsätzlichen Unterschieden in theoretischem Ansatz, Methodik und moralischen Positionen – gemeinsam, dass sie überkommenes ärztliches Ethos zum Sündenbock für Fehlentwicklungen und Versäumnisse zu machen und durch eine – angeblich oder tatsächlich – neue Ethik von Außen zu ersetzen versuchen. Eine solche Diskreditierung des Früheren ist ein gängiges Muster zur Rechtfertigung des Eigenen und sollte schon alleine daher zur Vorsicht mahnen. Daher muss eine kritische Reflexion des ärztlichen Ethos immer auch überprüfen, inwieweit die heute üblichen Vorwürfe an frühere ethische Normierungen in der Medizin zutreffen. Eine gewisse Selbstgenügsamkeit und Überheblichkeit wird den älteren ärztlichen Anweisungen zum richtigen Verhalten sicher nicht abzusprechen sein. In dieser Hinsicht waren die jüngeren gesellschaftlichen Anstöße aus Rechtsprechung und Patientenrechtsbewegung sowie die systematische Einbeziehung in einen größeren ethischen Diskurs und der Blick auf ökonomische Realitäten ohne Zweifel heilsam. Allerdings schossen im Bemühen um die eigene Legitimation die in diesem Beitrag zu behandelnden Angriffe auf das Bisherige an vielen Stellen weit über das Ziel hinaus und waren damit möglicherweise für wichtige moralische Ressourcen eher destruktiv.

Einem solchen großen Fortschrittsnarrativ sollen daher in diesem Band insgesamt und in diesem Beitrag insbesondere Ausschnitte aus der Geistesgeschichte medizinethischer Argumente entgegen gesetzt werden. Die historische Reflexion gilt in weiten Teilen heutiger Ethik als grundsätzlich obsolet. Doch wenn im Gegensatz zu gewissen eher Zeit überdauernden normativen Grundlagen alle konkrete Moral, auch die heute gültige, offenkundig wandelbar und zeitbedingt erscheint, wird die historische Reflexion nie zu eliminieren sein.[1] Und wenn – wie soeben ausgeführt – gerade die Notwendigkeit einer »neuen«

---

1 Zur Problematik aus medizinhistorischer Perspektive vgl. Maehle, Andreas-Holger: Werte und Normen: Ethik in der Medizingeschichte, in: Norbert Paul/Thomas Schlich (Hg.): Medizingeschichte: Aufgaben, Probleme, Perspektiven. Frankfurt/M. 1998, 355–370.

Ethik als Bioethik immer wieder historisch begründet wird, nämlich mit dem
Ungenügen des Früheren, ist der methodisch durchgeführte Blick zurück nicht
nur legitim, sondern unabdingbar. So lässt sich zeigen, wie die heutige Medizinethik selbst mit Historisierungen arbeitet, die häufig wenig reflektiert und
zumeist empirisch schlecht belegt sind. Solche Instrumentalisierung historischer Fundstücke zu medizinethischen Zwecken, die wissenschaftlichen Stan-
dards auch nicht ansatzweise entspricht, aufzudecken, ist nicht neu, dieser
Nachweis begleitet Versuche einer disziplinären Etablierung von Medizinethik
schon seit Längerem.[2] Es gibt also nicht nur eine unkritische Übernahme,
sondern auch eine unkritische Kritik von ärztlichem Ethos der Vergangenheit.

Erster Teil: Die Kritik an hippokratischem Eid und ärztlichem Ethos

Autoren unterschiedlichster Couleur sind sich darin einig, dass die traditionelle
ärztliche Ethik als ein angeblich den Patienten bevormundendes, den eigenen
wirtschaftlichen und gesellschaftlichen Interessen dienendes Standesethos
ausgedient habe. Das derart zu Verabschiedende wird dann gerne mit dem
hippokratischen Eid identifiziert. Daraus entstand schließlich die Rede von der
posthippokratischen Ethik oder der »nachhippokratischen Medizinmoral«.[3]
Nun befinden wir uns schon seit weit über 2000 Jahren nach Hippokrates. Das
Gelöbnis, das diesem historisch verbürgten Arzt von der griechischen Insel Kos
immer wieder einmal zugeschrieben und dann wieder aberkannt wurde, ist in
dieser langen Zeit wahrscheinlich nie und nirgends vollständig als ärztliche
Handlungsnorm aufgenommen worden.[4] Soweit eine Rezeption dieses Eides
erfolgte, war sie immer nur teilweise. Denn sie war zwangsläufig von einer
jeweiligen Interpretation, sei sie christlich oder islamisch, bürgerlich oder
kommunistisch, entscheidend geprägt. Entsprechend ist auch die Kritik an der
angeblich universalen Relevanz des Eides alt und schon vor der modernen
Bioethik geläufig. So formulierte bereits Viktor von Weizsäcker, dessen Entwurf
der Beitrag von Stefan Emondts gilt: »Der Eid des HIPPOKRATES geht uns gar
nichts an.«[5] Der jüngste Kampf gegen die vermeintlich überstarke hippokrati-

---

2 Schulz, Stefan: Der Umgang mit Geschichte in aktuellen Lehrbüchern der Ethik in der Medizin, in: Richard Toellner/Urban Wiesing (Hg.): Geschichte und Ethik in der Medizin. Von
   den Schwierigkeiten einer Kooperation. Stuttgart 1997, 17–34.
3 Korff, Wilhelm: Nachhippokratische Medizinmoral, in: ders.: Wie kann der Mensch glücken?
   Perspektiven der Ethik. München 1985, 296–308.
4 Leven, Karl-Heinz: Der Hippokratische Eid im 20. Jahrhundert, in: Toellner/Wiesing (1997)
   111–129.
5 Weizsäcker, Viktor von: Euthanasie und Menschenversuche, in: ders.: Gesammelte Schriften,
   Bd. 7. Frankfurt/M. 1987, 91–134, hier 121.

sche Ethik wirkt daher für den Medizinhistoriker häufig wie das Ringen mit einem Papiertiger.

Eine teilweise Gültigkeit hippokratischer Normen werden heute auch die heftigsten Kritiker kaum bestreiten, so etwa der prinzipiellen Verschwiegenheit oder der primären Verpflichtung auf den Patienten statt auf andere Interessen. Der hippokratische Eid bleibt damit ein einflussreiches Dokument, vielleicht gerade aufgrund seiner Verkennung durch die Öffentlichkeit und auch durch viele Ärzte, die ihn entgegen der populären Erwartung nie geschworen haben und zumeist nicht inhaltlich kennen. Diese bleibende Bedeutung hat er eben nicht als Normenkatalog, der im Wortlaut verpflichtet. Er ist nicht wegen universaler Verbreitung, sondern gerade wegen seiner Verbindung zu bestimmten historischen Situationen besonders aufschlussreich. So kann etwa der Eid bei seiner Entstehung als prominentestes Beispiel dafür dienen, wie sich eine Ärzteschaft, durchaus nicht nur aus uneigennützigen Gründen, von verbreiteten gesellschaftlichen Praktiken ihrer Zeit und möglichem Verdacht abgrenzt.

Neben konkreten einzelnen Normen, um die es gleich näher gehen wird, betrifft die Kritik am hippokratischen Eid oder allgemeiner an der traditionellen ärztlichen Ethik den Aspekt, dass sie nie alle moralisch relevanten Fragen der Medizin im Blick hatte. Sie sei demnach eher eine an Standesinteressen orientierte Etikette gewesen, die den Umgang von Ärzten untereinander und mit den Patienten reibungslos gestalten sollte. Studien zu klassischen Texten über richtiges ärztliches Verhalten aus Antike und Neuzeit, z. B. des Schotten John Gregory oder des Engländers Thomas Percival im späten 18. Jahrhundert,[6] aber auch des Code of Ethics der American Medical Association von 1847,[7] der späteren preußischen Standesgerichtsbarkeit[8] und der Beitrag von Andreas-Holger Maehle in diesem Band zum ärztlichen Ehrbegriff bestätigen die zentrale Rolle solcher Fragen.

Doch der Blick jenseits ärztlicher Standesorganisation und –organe kann

---

6 Vgl. die Beiträge von Laurence B. McCullough, John Pickstone und Robert Baker, in: Robert Baker/Dorothy Porter/Poy Porter (Hg.): The codification of medical morality. Historical and philosophical studies of the formalization of Western medical morality in the eighteenth an nineteenth century, Volume One: Medical Ethics and Etiquette in the Eighteenth Century. Dordrecht 1993, 141 – 211; Haakonsson, Lisbeth: Medicine and morals in the Enlightenment: John Gregory, Thomas Percival and Benjamin Rush. Amsterdam 1997, besonders 33 – 35; zu Gregory: Strätling, Meinulfus: Die Begründung der neuzeitlichen Medizinethik in Praxis, Lehre und Forschung: John Gregory (1724–1773) und seine Lectures on the duties and qualifications of a physician. Frankfurt/M.1998.

7 Vgl. Chapter Two bis Chapter Five von Baker, Robert (Hg.): The codification of medical morality. Historical and philosophical studies of the formalization of Western medical morality in the eighteenth an nineteenth century, Volume Two: Anglo-American Medical Ethics and Medical Jurisprudence in the Nineteenth Century. Dordrecht 1995, 47 – 132.

8 Rabi, Barbara: Ärztliche Ethik – eine Frage der Ehre? Die Prozesse und Urteile der ärztlichen Ehrengerichtshöfe in Preußen und Sachsen 1918 – 1933. Frankfurt/M. 2002.

auch andere Themen zeigen. Zunächst ist zu fragen, inwieweit man zu diesem
Urteil nicht bloß durch eine bestimmte englische Sprachregelung verleitet wird,
die tatsächlich die Bedeutung von *medical ethics* und *ethical* lange auf solche
standesethischen Fragen begrenzt hielt. Mit einer solchen Engführung auf das
unter *ethics* Firmierende würde man Empfehlungen zu moralisch fundamen-
taleren Fragen der ärztlichen Praxis, die sich unter anderem Titel in fast allen
Zeiten leicht finden lassen, einfach übersehen. In ärztlichen Zeitschriften und
Büchern um 1800 finden sich selbstverständlich Überlegungen z. B. zur Tötung
Kranker,[9] zur Wahrheit am Krankenbett oder zum Lebensrecht des Ungeborenen, wie auch die Beiträge von Karen Nolte und Stefan Schulz in diesem Band
detailliert belegen.

Dieser Beitrag behandelt nun die Kritik am hippokratischen Eid und der
angeblichen hippokratischen Tradition, basierend auf Forschungsergebnissen
der letzten Jahrzehnte, im Hinblick auf die beiden einflussreichsten medizinethischen Vorgaben in der abendländischen Medizingeschichte, ja Ethik überhaupt: die Freiheit des Individuums einerseits und ihre Grenzen im eigenen
Leben und dem des anderen andererseits. Es handelt sich damit um die beiden
klassischen Themen der (hippokratischen) Verbote und der Entscheidungsfindung in der Arzt-Patient-Beziehung mit dem Stichwort der Patientenautonomie.

Die hippokratischen Verbote und die Frage ihrer Herkunft

Worum es in den großen Debatten um den hippokratischen Eid immer wieder
geht, ist die sehr unterschiedliche Beantwortung der Frage, inwieweit der Eid
einen Spiegel damaliger gesellschaftlicher Vorstellungen oder aber ein stärker
universalisierbares Produkt ärztlicher Erfahrungen und Interessen darstellt.
Besonders deutlich wird die Sprengkraft dieser Frage an den »Tötungsverbo-
ten«. Der Eid enthält ja an zentraler Stelle die Verbote, tödliches Gift zu geben,
nicht einmal auf Wunsch des Betroffenen, und ein fruchtabtreibendes Vagi-
nalzäpfchen zu verabreichen, was von den meisten Philologen und Historikern
als Verbot von Abtreibung generell verstanden wird. Manche Autoren zählen
auch noch das Verbot des in ungeübten Händen häufig tödlichen Blasenstein-
schnitts zur Verhinderung einer Tötung durch Ärzte.

Dass diese Bestimmungen nicht gesellschaftlicher Moral der griechisch-rö-
mischen Sklavenhaltergesellschaften entsprachen, ist unbestritten. Denn Ab-

---

9 Die wohl am meisten zitierte Ablehnung war Hufeland, Christoph Wilhelm: Die Verhältnisse
   des Arztes, in: Journal der practischen Arzneykunde und Wundarzneykunst 23 (1806) Heft 3,
   5–36, hier 15; auch in ders.: Kleine medizinische Schriften, Bd. 4. Berlin 1828, 68–90, hier
   75–76; zu vereinzelten damaligen Befürwortern vgl. Stolberg, Michael: Two pioneers of active
   euthanasia around 1800, in: Hastings Center Report 38, Heft 3 (2008) 19–22.

treibung und Geheimnisverrat, der Einsatz von Gift zur Selbsttötung, eigennütziger Betrug und sexuelle Ausnutzung von Abhängigkeit, was ja alles der Eid dem Arzt ausdrücklich verbietet, waren in der antiken Gesellschaft gängig, z. T. auch offen oder zumindest stillschweigend weithin akzeptiert. Kindesaussetzung war damals derart verbreitet und rechtlich toleriert, ja teilweise gefordert, dass sich nicht einmal bei Philosophen wie Platon und Aristoteles eine Verurteilung davon findet, ganz im Gegenteil.[10] Der Eid setzte sich also bewusst ab.

Bei der Suche nach den Gründen für diese deutliche Absetzung lassen sich zunächst zwei einander entgegen gesetzte Argumentationslinien unterscheiden. Die eine Tradition, begründet in der Rezeption des Eides durch Christentum, Judentum und Islam, dann aber bis in weite Teile der modernen Ärzteschaft reichend, sieht den Grund in einer überzeitlichen Gültigkeit der entsprechenden Vorschriften. Dabei lässt sich wiederum differenzieren, zwischen eher außer- und eher binnenmedizinischen Perspektiven, d. h. zwischen der religiösen Begründung im unwandelbaren Willen Gottes einerseits und der medizinischen Begründung einer für gutes ärztliches Handeln immer notwendigen Sittlichkeit andererseits. Zunächst, bei der monotheistischen Rezeption des hippokratischen Eides, ging es um die Übereinstimmung mit allgemeinen religiösen Pflichten, d. h. einer externen Größe. Später, vielleicht schon mit dem Hippokratismus der Renaissance beginnend, stand dann die ärztliche Qualitätssicherung, also eine medizininterne Motivation und Argumentation, im Vordergrund.[11] Doch in der allgemeinen und anhaltenden Verbindlichkeit dieser Verbote bestand Einigkeit trotz unterschiedlicher Interessen.

Die andere Traditionslinie ist weitaus jünger, weist aber ebenfalls bereits zwei ganz unterschiedliche Träger auf. Zuerst waren es Philologen, 1740 der Göttinger Bibliothekar und spätere Medizinprofessor Georg Matthiae, ein Schüler des berühmten Anatomen und Chirurgen Lorenz Heister,[12] und zwei Jahrhunderte später, 1943 im amerikanischen Exil, der Altphilologe und Medizinhistoriker Ludwig Edelstein, die den ethischen Gehalt des Eides nicht allgemeiner gesellschaftlicher oder ärztlicher Moral, sondern speziellem pythagoräischem Ein-

---

10 Bergdolt, Klaus: Das Gewissen der Medizin. Ärztliche Moral von der Antike bis heute. München 2004, 35–36; Benzenhöfer, Udo: Der gute Tod? Euthanasie und Sterbehilfe in Geschichte und Gegenwart. München 1999, 31–33.

11 Der Bioethiker Robert Veatch nennt diese Position nach dem schottischen Anatomen Alexander Monro I (1698–1767) »Monro-Ansatz«, dem er den »Gregory-Ansatz«, nach dem schottischen Arzt John Gregory (1724–1773), einer bloß zeitbedingten Ethik gegenüberstellt, wie es der im folgenden zu behandelnden Edelstein-These entspräche; Veatch, Robert: Disrupted dialogue. Medical ethics and the collapse of physician humanist communication (1770–1980). Oxford 2005, viii–ix.

12 Matthiae, Georg: Tractatus de philosophia medici, sive Hippokratus kōu peri eushēmosynēs, Hippocratis Coi liber de honestate. Göttingen 1740, 159, nach Kudlien, Fridolf: Medical ethics and popular ethics in Greece and Rome, in: Clio medica 5 (1970) 91–221, hier 108.

fluss zuschrieben.[13] Der Bund der Pythagoräer war eine um Pythagoras von
Samos Ende des 6. Jahrhunderts v. Chr. gesammelte Gruppe mehrerer Hundert
hoch gebildeter Männer und Frauen, die eine esoterische Religiosität, Mathe-
matik und Philosophie pflegten, wodurch sie viele Wissensgebiete der Antike
beeinflussten. Edelstein stellte in seiner überaus gründlichen Analyse des hippokratischen Eides die These auf, die der Antike insgesamt fremden Verbote
müssten eines sektenhaften Ursprungs sein, wobei für ihn nur der besonders auf
kultische und moralische Reinheit bedachte, deshalb übrigens auch vegetarische
Bund der Pythagoräer in Frage kam.[14] Externer geistesgeschichtlicher Einfluss
musste nach Edelsteins Überzeugung unbedingt vorliegen, und wenn es nicht
der gesellschaftliche *mainstream* war, dann eben eine esoterische Richtung.

Edelstein und die medizinethischen Kontroversen seiner Zeit

Diese Relativierung, mit der die Verbote nur einer spezifischen, recht kleinen
Gruppe zugeschrieben wurde, konnte jedoch zu Edelsteins Zeit auch noch einen
eher praktischen und politischen Hintergrund haben. Sie entzog nämlich denjenigen, die sich in der Weimarer Republik für das staatliche Verbot der Abtreibung auf den hippokratischen Eid beriefen, den Boden für diese Argumentation, wenn es sich nämlich eben nicht um die Regel einer Ärzteschaft, sondern
nur die einer für viele eher obskuren Sekte gehandelt haben soll. Edelstein selbst
war nicht politisch aktiv, doch er dürfte den Befürwortern einer Abschaffung des
§ 218 nahe gestanden haben. Er wird mit seinen nach 1933 ebenfalls in den USA
arbeitenden Freunden Henry Ernest Sigerist und Owsei Temkin von seinem
jüngsten Biographen Thomas Rütten 2006 dem medizinhistorischen Flügel mit
»progressiver oder gelegentlich offen kommunistischer Politik« zugerechnet,[15]
den »sozialmedizinisch gesinnten, sozialistischen, politisch und sozial be-
wussten und allgemein kritischeren deutschen Medizinhistorikern, die nach
Großbritannien und in die Vereinigten Staaten emigrierten.«[16] Sigerist war
Mitglied im Verein sozialistischer Ärzte gewesen, der schon 1925 die Aufhebung
des § 218 gefordert hatte. Die Sowjetunion hatte von 1921 – 1937 als erster Staat
der Welt Abtreibung legalisiert.

Bei der Tötung auf Verlangen, die im anderen hippokratischen Verbot angesprochen ist, sähe die ethische Argumentationslage aus Edelsteins Perspektive

---

13 Rütten, Thomas: Ludwig Edelstein at the Crossroads of 1933. On the Inseparability of Life,
     Work, and Their Reverberations, in: Early Science and Medicine 11 (2006) 50 – 99.
14 Edelstein, Ludwig: Ancient Medicine. Selected Papers, hg. v. Owsei Temkin/C. Lilian Temkin.
     Baltimore 1967.
15 Rütten (2006) 74: »progressive or at times explicitly communist politics«.
16 Rütten (2006) 75.

damals allerdings genau anders herum aus: Wenn das Verbot der freiwilligen Euthanasie, die damals die NS-Propaganda unter anderem mit dem rührseligen und klischeehaften Film »Ich klage an« gesellschaftsfähig zu machen suchte,[17] in der Antike nur Anliegen einer kleinen religiösen Sekte gewesen wäre,[18] hätte dies die Berufung der Euthanasie-Gegner auf den hippokratischen Eid, wie etwa beim Freiburger Pathologen Franz Büchner in einem viel beachteten Vortrag 1941,[19] entscheidend geschwächt. Der Edelstein-Biograph Rütten lehnt von daher auch die Ansicht ab, dass Edelstein aktuelle Interessen bei seiner Eid-Interpretation einfließen ließ.[20] Allerdings war auch in Edelsteins neuer nordamerikanischer Umgebung die Forderung nach Legalisierung der freiwilligen Euthanasie damals keineswegs eine völlig unerhörte Äußerung, denn selbst vereinzelte liberale Geistliche hatten bereits öffentlich in diese Richtung gedacht.[21]

Medizingeschichte und Bioethik im Streit um den hippokratischen Eid

Edelsteins eventuelle biopolitische Absichten sind jedoch nicht entscheidend. Er selbst argumentierte ausdrücklich philologisch und nicht philosophisch oder weltanschaulich. Doch die Rezeptionsgeschichte seiner viel beachteten Pythagoräer-These ist pikant, weil sie zu weitgehend vertauschten Fronten führte. Denn später betrachteten die meisten hierzu eigenständig forschenden Philologen und Medizinhistoriker[22], darunter Karl Deichgräber schon 1955[23], am

---

17 Roth, Karl Heinz. »Ich klage an«. Aus der Entstehungsgeschichte eines Propaganda-Films, in: Götz Aly (Hg.): Aktion T4: 1939 – 1945. Die »Euthanasie«-Zentrale in der Tiergartenstraße 4. Berlin ²1989, 93 – 116.
18 Rütten (2006) 90 Anm. 137 macht seine Kritik an Edelstein, der für ihn sicher nicht NS-»Euthanasie« unterstützen wollte, an Edelsteins unhaltbarer Prämisse fest, in der griechischen Antike sei der ärztlich assistierte Suizid Kranker durch Gift allgemein üblich gewesen – weil es keinen Beleg aus griechischer und nur einen aus der römischen Kaiserzeit, bei Kaiser Hadrian, gibt.
19 Büchner, Franz: Der Eid des Hippokrates. Die Grundgesetze der ärztlichen Ethik. Vortrag gehalten in der Universität Freiburg i. Br. am 18. November 1941. Freiburg/Br. 1947; vgl. Leven, Karl-Heinz, Der Freiburger Pathologe Franz Büchner 1941. Widerstand mit und ohne Hippokrates, in: Bernd Grün/Hans-Georg Hofer/Karl-Heinz Leven (Hg.): Medizin und Nationalsozialismus. Die Freiburger Medizinische Fakultät und das Klinikum in der Weimarer Republik und im »Dritten Reich«. Frankfurt/M. 2002, 362 – 396.
20 Rütten (2006).
21 Benzenhöfer (1999) 150 – 151.
22 Ausnahme: der allerdings auch medizinethisch engagierte Klassische Philologe Amundson, Darrel: The Physician's Obligation to Prolong Life: A Medical Duty without Classical Roots, in: Hastings Center Report 8, Heft 4 (1978) 23 – 30, hier 26.
23 Deichgräber, Karl: Der hippokratische Eid. Stuttgart 1955, 40.

ausführlichsten Fridolf Kudlien 1970[24] und 1996 erneut Heinrich von Staden[25], diese These als unhaltbar[26] – oder schränkten sie dahingehend ein, dass pythagoräischer Einfluss zwar möglich, aber nicht notwendig und vor allem nicht entscheidend sei, so Paul Carrick 1985 beziehungsweise 2001.[27] Im jüngsten lexikalischen Standardwerk, der *Cambridge World History of Medical Ethics* von 2009, findet sich das Wort »Pythagorean« gar nicht mehr, weder in den einschlägigen Beiträgen noch im Index, Edelstein wird nur noch für andere philologische Fragen herangezogen.[28]

Gleichzeitig wurde dagegen auf philosophischer Seite Edelstein häufig und weitgehend undifferenziert als Kronzeuge im Bemühen um eine »posthippokratische« Bioethik angeführt.[29] Unter solchen Autoren finden sich, beginnend zehn Jahre nach Kudliens englischsprachiger und philologisch unwiderlegter Widerlegung der Pythagoräer-These, einige der berühmtesten Bioethiker überhaupt.[30] Wegbereiter und eifrigster Verfechter dürfte Robert M. Veatch sein, später Direktor des *Kennedy Institute of Medical Ethics* an der Georgetown

---

24 Kudlien (1970).
25 Staden, Heinrich von: »In a pure and holy way«. Personal and professional conduct in the Hippocratic Oath, in: Journal of the History of Medicine and Allied Sciences 51 (1996) 404 – 437, hier 409, Anm. 8 – 10.
26 Überwiegende Ablehnung der Pythagoräer-Hypothese konstatierend: Nutton, Vivian: Beyond the Hippocratic Oath, in: Andrew Wear/Johanna Geyer-Kordesch/Roger [Kenneth] French (Hg.): Doctors and ethics. The earlier historical setting of professional ethics. Amsterdam 1993, 10 – 37, hier 29 Anm. 6; gar nicht mehr erwähnt bei Schubert, Charlotte: Der hippokratische Eid. Medizin und Ethik von der Antike bis heute. Darmstadt 2005.
27 Carrick, Paul: Medical Ethics in Antiquity. Philosophical Perspectives on Abortion and Euthanasia. Dordrecht 1985, 69 – 96; weitgehend identisch mit ders.: Medical Ethics in the Ancient World. Washington 2001, 83 – 108.
28 Baker, Robert B./McCullough, Laurence (Hg.): The Cambridge World History of Medical Ethics. New York 2009, zur Verfasserschaft, Authentizität, Datierung, Kontext, Interpretation und Bedeutung des Eides 9 und 353, zur ärztlichen Professionalität 356, zur Datierung anderer Schriften 359 und zur fehlenden Verbreitung des Eides in der Antike 361.
29 Im Unterschied zu dieser Zuordnung von Pro und Contra Pythagoräer-Hypothese an disziplinäre Lager sieht Leven den entscheidenden Unterschied in der Nationalität: »Heute erscheint in amerikanischen Publikationen Edelsteins Sicht gleichsam als Norm, während sie in Deutschland exotisch geblieben ist.« Leven, Karl-Heinz: Die Erfindung des Hippokrates, in: Tröhler, Ulrich/Reiter-Theil, Stella (Hg.): Ethik und Medizin, 1947 – 1997. Was leistet die Kodifizierung von Ethik? Göttingen 1997, 19 – 40, hier 33. Diese Beobachtung wäre teilweise mit meiner Sicht zu vereinbaren, weil durch die national unterschiedliche Schwerpunktbildung zu erklären: etablierte philosophische Bioethik in den USA vs. flächendeckend medizinhistorische Institute in Deutschland. Auch dann bliebe jedoch zu fragen, ob und warum etwas »exotisch« ist, was schon in der gängigsten deutschsprachigen Literatur als mögliche Erklärung zu finden ist, nämlich in medizinhistorischen Lehrbüchern, als verbreitetstem Eckart, Wolfgang: Geschichte der Medizin. 5. Auflage Heidelberg 2005, 17, in medizinethischen Studienbüchern, so Wiesing, Urban (Hg.): Ethik in der Medizin. Stuttgart 2004, 36 (hier deutlich problematisiert) und in für breitere Leserkreise bestimmten illustrativen Bänden, so Schott, Heinz: Chronik der Medizin. Dortmund 1993, 37.
30 Miles, Steven: The Hippocratic Oath and the Ethics of Medicine. Oxford 2004, 30 bzw. 34.

University. Er begann damit schon 1981[31], nahm zwar 1995 in einem Lexikon-
artikel medizinhistorische Einwände zur Kenntnis,[32] verbreitete aber auch 1997
in der zweiten Auflage des von ihm herausgegebenen Lehrbuchs die Pythagoräer-These weiter ohne jede Einschränkung oder Differenzierung[33] und vertei-
digte sie 2003 sogar in einer ausführlichen Fußnote.[34] Wie zentral sie für sein
Denken und Argumentieren ist, zeigt seine auffallend tendenziöse Wortwahl:
Während sich die Gruppe der Pythagoräer auch als ein zentraler Ursprung der
Philosophie interpretieren ließe, bezeichnet Veatch sie noch 2005 durchgängig
als *»obscure Greek mystery cult«*[35], den Eid als *»manifestation of a peculiar
ancient Greek mystery religion«*[36]. Ähnlich vertrat die These schon 1984 Tom
Beauchamp,[37] Koautor des einflussreichsten Medizinethiklehrbuchs überhaupt,
der *Principles of Biomedical Ethics* von Beauchamp and Childress aus dem Jahre
1979, 2009 in sechster Auflage erschienen. Schließlich unterstützte auch der
schillernde Star unter Amerikas Bioethikern, H. Tristram Engelhardt jr., 1986 in
seinen viel zitierten *Foundations of Bioethics* die Pythagoräer-These.[38] Offenbar
eignet sich Hippokrates besonders gut als Symbol- und Projektionsfigur über-
holten Denkens, gegen die sich die neue professionelle Medizinethik richtete.

Auf der anderen Seite betonen Philologen und Medizinhistoriker seit den
1950er Jahren bis heute, so Klaus Weidauer 1954[39], Charles Lichtenthaeler 1965[40],
Fridolf Kudlien 1970 und zuletzt Charlotte Schubert 2005[41], aus dem Vergleich
mit Thukydides, wie sehr hippokratische Ethik die in der Antike beginnende
allgemeine, also nicht nur die Medizin betreffende universalistische Ethik be-
fruchtet hat und repräsentiert. Denn damals wurde erstmals das grundsätzliche

---

31 Veatch, Robert: A Theory of Medical Ethics. New York 1981.
32 Veatch, Robert: Medical Codes and Oaths, in: Reich, Warren (Hg.): Encyclopedia of Bioethics. New York 1995, 1420.
33 Veatch, Robert: Medical Ethics: An Introduction, in: ders. (Hg.): Medical Ethics. Sudbury/
   MA ²1997, 1–27, hier 7.
34 Veatch, Robert: The basics of bioethics. 2. Auflage Upper Saddle River/NJ 2003.
35 Veatch (2005) 26–27.
36 Ebd. ix; als ausführliche Argumentation: Veatch, Robert/Mason, Carol: Hippocratic vs.
   Judeo-Christian Medical Ethics. Principles in Conflict, in: The Journal of Religious Ethics 15
   (1987) 86–105.
37 Beauchamp, Tom/McCullough, Laurence: Medical ethics. The moral responsibilities of
   physicians. Englewood Cliffs 1984, 29.
38 Engelhardt, Hugo Tristram jr.: The foundations of bioethics. New York 1986, 315. Bemerkenswert ist dies auch deshalb, weil Engelhardt Mitherausgeber der Reihe »Philosophy and
   Medicine« war, in der ein Jahr zuvor Carricks skeptische Ausführungen zur selbstverständlichen Gültigkeit der Pythagoräer-These als Band 18 erschienen waren.
39 Weidauer, Klaus: Thykydides und die hippokratischen Schriften. Diss. 1951/Heidelberg
   1954, 72–73.
40 Lichtenthaeler, Charles: Thucydide et Hippocrate vus par un historien-médecin. Genf 1965,
   69–70.
41 Schubert (2005) 54–55.

Verbot des absichtlichen Schädigens auch auf Feinde oder zumindest Nicht-Freunde ausgeweitet. Bis dahin hatte die aus dem Vergeltungsprinzip stammende moralische Regel gegolten, den Freunden zu nutzen und den Feinden zu schaden. Nun aber entstanden demnach gerade auch unter ärztlichem Einfluss universalisierende Tendenzen, die allen Menschen, unabhängig von den jeweiligen Freund-Feind-Konstellationen, gewisse Ansprüche wie den auf möglichste Unversehrtheit zugestehen – etwa im Sinne der Goldenen Regel.

Verschiedene neuere Autoren betonen auch, der angesprochenen ärztlichen Traditionslinie entsprechend, die Orientierung des hippokratischen Eides an eher überzeitlichen Strukturmerkmalen ärztlicher Tätigkeit. So hebt Lichtenthaeler 1984 die Notwendigkeit hervor, dass Ärzte das Vertrauen der potentiellen Patienten durch Fernhaltung von lebenszerstörenden Aktivitäten sichern müssen.[42] Dorothee Beckmann zeigt 1995 die Ausrichtung der Hippokratiker an einer allgemein gedachten Natur, *physis*, auch im Sinne eines Naturrechts, das der moralischen Zufälligkeit der jeweiligen gesellschaftlichen Umgebung entgegengesetzt werde.[43] Von sektenhafter Exklusivität ist also keine Rede mehr.

Bemerkenswerter Weise findet sich die philologisch inzwischen zumeist bezweifelte Pythagoräer-These ohne Einwände auch bei einigen bekanntermaßen christlich, zumeist katholisch geprägten Medizinethikern und Medizinhistorikern, die offenbar keinerlei, zumindest nicht expliziten oder gar militanten Anti-Hippokratismus zeigen.[44] Schon 1985 hatte der jüdische Arzt und »Humanist« Leon Kass, der später, von 2002 bis 2005, Vorsitzender des Bioethik-Rates des US-Präsidenten wurde, ausdrücklich betont, dass selbst wenn Edelsteins Ursprungsthese zuträfe, dies nichts darüber aussage, ob der Eid nicht trotz eines solchen partikularen Ursprungs Recht haben könne.[45] Offenbar hat die Idee, dass Vorschriften aus einer bestimmten religiösen Tradition ärztliche Ethik – im Sinne einer Universalisierung – nachhaltig prägen können, hier eine gewisse Attraktivität, die größer als die Angst vor möglicher historischer Relativierung dieses Ethos ist.

---

42 Lichtenthaeler, Charles: Der Eid des Hippokrates. Ursprung und Bedeutung. Köln 1984.

43 Beckmann, Dorothee: Hippokratisches Ethos und ärztliche Verantwortung. Frankfurt/M. 1995.

44 Z.B. Illhardt, Franz Josef: Medizinische Ethik. Berlin 1985, 3; Pellegrino, Edmund/David Thomasma: The virtues in medical practice. New York 1993, 184; Pellegrino, Edmund: Physician Philosopher. The philosophical foundations of medicine. Charlottesville 2001, 21 und 111, zit. n. Miles (2004) 34; tendenziell auch Bergdolt (2004) 48 und 50, mit einer differenzierten Berücksichtigung der skeptischen Positionen von Lichtenthaeler und Carrick.

45 Kass, Leon: Toward a more natural science. Biology and human affairs. New York 1985, 227–228.

Ärztliches Ethos als Produkt und Produzent von Normen

Als kleines Fazit der höchst verwickelten Bewertungsgeschichte bleibt festzu-
halten, dass die Beantwortung der Frage, ob die Verbote des hippokratischen
Eides universal gelten, bei Befürwortern wie Gegnern einen bemerkenswerten
Wandel der Hintergründe aufweist. Auf der Seite, die eine zeitlose Geltung der
Verbote befürwortet, war man seit der Spätantike zunächst religiös motiviert,
später wurde die Argumentation hierfür eher ärztlich-säkulär. Heute hingegen
dürften, auch in der Ärzteschaft, die Fronten zwischen Gegnern und Befürwortern von Abtreibung und aktiver Sterbehilfe zunehmend entlang von Hö-
henlinien im Gefälle religiöser Überzeugung verlaufen, also je weniger religiös
gebunden, desto stärkere Einschränkung des Verbots der Tötung Unschuldiger
und umgekehrt. Auf der anderen Seite, bei der historisierenden Relativierung
der Vorschriften des Eides, stand am Anfang ein Philologe, während dies später
gerne von Bioethikern aufgegriffen wurde, um so die breite Geltung dieser
Verbote ablehnen zu können – auch gegen neuere medizinhistorisch-philolo-
gische Evidenz.

Diese Verwicklungen, die den Anschein wissenschaftlicher Objektivität in
solchen nah am Normativen liegenden Fragen zunichte werden lassen, verlangen geradezu nach Interpretationsangeboten. Eines sei hier versucht. Wie in der
europäischen Geistesgeschichte lange etabliert, folgen auch die Darstellungen
ärztlicher Verhaltensvorschriften zumeist einem überzogen idealistischen
Denkmuster. Geniale Entwürfe untadeliger Geistesheroen bestimmen aufgrund
ihrer Überzeugungskraft mehr oder weniger das praktische Handeln, in diesem
Fall der Ärzte. Der bisweilen eher plumpe Materialismus marxistischer Geschichtsschreibung, der dieses Verhältnis genau andersherum sah (»Sein bestimmt das Bewusstsein«), hat diesen oft naiven Idealismus als Abwehrhaltung
eher noch verstärkt. Gemeinsam ist den beiden gegensätzlichen Perspektiven,
dass der einzelne Mensch – jenseits der Ausnahme großer Figuren der
Menschheitsgeschichte – eher als Gefangener seiner Zeit, Kultur und Gesellschaft gesehen wird.

Inspiriert durch den insbesondere ethnologischen Kulturbegriff hat die
neuere Kulturgeschichte ebenso wie die Phänomenologie quasi einen Mittelweg
zwischen Ideengeschichte und marxistisch inspirierter Geschichtsschreibung
gesucht. Dieser geht eher von Wechselwirkungen zwischen einem Bereich von
routinisierten Aktivitäten, häufig »kulturelle Praxis« genannt, und der gesamt-
gesellschaftlichen, damit auch sozio-ökonomischen Entwicklung aus. Eine
Praxis ist also Produkt wie auch Produzent, freilich in jeweils unterschiedlichem
Umfang. Dieser Ansatz lässt sich durchaus auch auf medizinethische Fragen
anwenden: das ärztliche Ethos also als eine Praxis, die im Einflussfeld verschiedener Vorgaben zugleich auch ihre eigene Dynamik entwickelt. Medizini-

sches Ethos ist demnach zugleich Spiegelbild gesellschaftlicher Entwicklungen
und ihr Motor. Verschiedene Kultur- und Sozialwissenschaften thematisieren
den Spielraum für Einzelne inzwischen als *agency*, als kreativen und innovativen
Umgang mit den Vorgaben im Kleinen und im Großen. Es wäre nun wichtig, dies
ebenso in ethischen Diskussionen hervorzuheben, damit Ärzte und auch Patienten sich nicht wehrlos den vermeintlich unabdingbaren, jedoch durchaus
wechselnden, an außermedizinischen Utilitäten orientierten und deshalb oft
sachfremden Vorgaben von Juristen, Ethikern oder Politikern ausgeliefert sehen,
sondern aus ihren bewährten und konkreten, auf individuelle Verantwortung
bezogenen und ethosbildenden Werterfahrungen in den entsprechenden Situationen notfalls gegen menschenfeindliche Vorgaben ihre eigenen Wege vertreten. Ohne einen solchen Mut in medizingefährdenden Großwetterlagen, wie
man sie im heute z. B. als zunehmend radikale Ausrichtung des Gesundheits-
wesens nach dem Marktmodell beobachten kann, hätte es (auch) das hippokratische Ärzteethos nie gegeben. Medizinisches Handeln würde vielleicht noch
immer stärker auf Vergeltungsdenken und Machtausübung beruhen als auf der
Verpflichtung gegenüber individuellem Patientenwohl und ärztlicher Kunst.

Hippokratisches Ärzteethos vs. Patientenautonomie

Gerade diese ärztliche Selbstbindung an das Wohl statt an den Willen des Patienten steht nun aber im Zentrum moderner Kritik am traditionellen ärztlichen
Ethos. Ja, es wird sogar seit etwa dreißig Jahren hippokratische Tradition mit
ärztlichem Machtwillen gleichgesetzt. Zu den von Teilen der biomedizinischen
Ethik entworfenen Selbstbildern gehört es nämlich, den Patienten aus der
jahrtausendelangen Bevormundung durch die Ärzteschaft befreit zu haben.
Gegen den hippokratischen Paternalismus, der den Arzt zum alles bestim-
menden Experten und den Patienten zum hilflosen Opfer gemacht habe, hätte
die Bioethik das Prinzip der Patientenautonomie gesetzt. Dieses Prinzip gilt
vielen sogar als Inbegriff moderner Medizinethik. Entsprechend idealisierend
ist häufig die Darstellung, obwohl sich kritische und differenzierende Stimmen
mehren.[46] Im Blick auf die Vergangenheit wird umgekehrt gerne die permanente
Verletzung des Autonomie-Prinzips in der hippokratischen Tradition als gegeben vorausgesetzt.

Der Anspruch breiter Strömungen der heutigen biomedizinischen Ethik
lautet damit, die angeblich traditionelle Entmündigung des Patienten durch den
Arzt überwunden zu haben. Insofern wird hier implizit und teils sogar explizit

---

46 Illhardt, Franz Josef (Hg.): Die ausgeblendete Seite der Autonomie. Kritik eines bioethischen
    Prinzips. Berlin 2008.

behauptet, Bioethik gehöre zur neuzeitlichen Emanzipationsgeschichte. Also seien nach Befreiung der Wissenschaften von religiöser Autorität, der Bürger von Feudalherrschaft, der Bauern aus Leibeigenschaft, der außereuropäischen Völker von Kolonialherrschaft oder der Frauen aus dem Patriarchat nun auch die Patienten aus der Übermacht der Ärzteschaft gerettet worden. Abgesehen davon, dass solche eindimensionalen Fortschrittsgeschichten als große Erzählungen insgesamt mit zunehmender geschichtswissenschaftlicher Erforschung Risse bekommen haben, stellen die angesprochenen, häufig sehr verzerrt dargestellten Unterdrückungsszenarien auch in ihrer zeitlichen Erstreckung höchst unterschiedliche Phänomene dar. Manches davon, oder sogar einige als Ganze, müssen wir als modernes Produkt sehen, so dass ihre Überwindung eher als Bewältigung von Modernisierungsfolgen denn als Triumph der Moderne über frühere Zeiten zu sehen ist. Und zu diesen modernen Großprojekten, bei denen einzelne inhumane Auswirkungen zu überwinden wären, gehörte dann wohl – neben etwa dem Kolonialimperialismus – auch die »Biomedizin«. Für viele kritische Intellektuelle, insbesondere im Gefolge Michel Foucaults, stellt sogar die Bioethik nicht einmal eine wirkliche Korrektur der biomedizinischen Entwicklung dar, sondern gehört mit ihrer Fokussierung auf biologische Phänomene selbst zur so genannten *bio-pouvoir* oder *Bio-power*, der »Bio-Macht«, mit der in modernen Gesellschaften eine neue Ausrichtung der Bevölkerung in vielen entscheidenden Lebensbereichen erzwungen wird.[47]

Solche großen Fragen der gesellschaftlichen Entwicklung stehen jedoch in diesem Beitrag nicht im Mittelpunkt; es geht dem Interesse am ärztlichen Ethos getreu weit begrenzter um die Veränderungen des Arzt-Patient-Verhältnisses. Hier ist Jay Katz der Kronzeuge für die Argumentation, dass erst mit der modernen Bioethik ein gleichberechtigtes Verhältnis zwischen Arzt und Patient entstanden sei. Katz, bezeichnenderweise Psychiater, Psychoanalytiker und den größten Teil seines Berufslebens Juraprofessor, hat in seinem Bestseller *The silent world of doctor and patient* 1984, letzte (5.) Auflage 2002,[48] die fehlende Kommunikation zwischen Arzt und Patient ganz der hippokratischen Tradition angelastet, nach der Patienten den Anweisungen des Arztes fraglos zu folgen haben. Die fehlende Kommunikation zwischen Arzt und Patient als aktuelles Problem ist wohl für nicht unerhebliche Teile der Krankenversorgung zutreffend beschrieben, denn die gängige ärztliche Praxis ist vielerorts weit entfernt von einer »sprechenden Medizin«. Doch die Rückprojektion dieses Zustandes in den ganzen Zeitraum seit Hippokrates lässt medizinhistorisch Informierte aufhorchen. Zwar waren ein Vorenthalten wichtiger Informationen und damit eine

---

47 Gehring, Petra: Was ist Biomacht? Vom zweifelhaften Mehrwert des Lebens. Frankfurt/M. 2006.

48 Katz, Jay: The Silent World of Doctor and Patient. New York 1984, Baltimore ⁵2002.

Verletzung des heutigen *Informed consent*-Prinzips durchaus denkbar, ja oft sogar ausdrücklich empfohlen. Und selbst die Behandlung gegen den Willen des Kranken wurde im Mittelalter gerechtfertigt, allerdings gerade nicht mit Hinweis auf die hippokratische Tradition, sondern mit dem Hinweis auf eines der Dekrete Gratians und den Kirchenvater Augustinus, die eine Rettung des Nächsten z. B. aus einem einstürzenden Haus unter allen Umständen verlangten.[49] Doch das Erzwingen einer Behandlung gegen den Willen des Patienten und seiner Familie war strukturell kaum möglich.

Katz kam mit seinem ideengeschichtlichen Reduktionismus offensichtlich nicht in den Sinn, dass in einer zweieinhalbtausendjährigen Geschichte mehr als nur offizielle Verhaltenslehren eine Rolle gespielt haben könnten, nämlich anders gelagerte soziale Realitäten aufgrund eines unterschiedlichen ökonomischen und gesellschaftlichen Verhältnisses zwischen Ärzten und ihren Patienten oder eine andere Machtposition der akademischen Medizin auf Mikro- wie Makroebene. Charakteristischerweise im *Wall Street Journal* urteilte hingegen seinerzeit der Rezensent: »Was diesem Buch seine ungewöhnliche Kraft (*power*) gibt, ist Dr. Katzs Verständnis für die historischen Ursprünge des Schweigens der Ärzte.«[50] Ein Urteil über den historischen Teil des Buches kann jedoch auch ganz anders aussehen.

Zweiter Teil: Gegenerzählungen zum bioethischen Master-Narrativ

Ein kurzer Blick auf die Gründe, warum die von Katz und anderen erzählte Geschichte der bioethischen Befreiung nicht völlig zum Geschehenen passt[51] und warum sie trotzdem derartige Akzeptanz gefunden hat, lohnt sich. Anstelle der großen Erzählungen, wie etwa der einer fortschreitenden Emanzipation, setzen geschichtswissenschaftliche Ansätze, insbesondere in der neueren Kulturgeschichte, auf die Untersuchung kleinräumigerer Phänomene. Es gibt entsprechend schon einige Studien, die den Aufstieg einer bestimmten Medizinethik eben nicht als zwangsläufige Begleiterscheinung moderner Gesellschaften, sondern durchaus als spezifisches Produkt konkreter Konstellationen sehen, insbesondere US-amerikanischer Ausgangslagen und Probleme, wie im Folgenden zu zeigen ist.

---

49 Diepgen, Paul: Die Theologie und der ärztliche Stand im Mittelalter. Berlin 1922, 37.
50 »What gives this book unusual power is Dr. Katz's understanding of the historical origins of doctors' silence«, zit. nach Klappentext der Ausgabe 2002.
51 Vgl. als kurzen Überblick über die Geschichte der Arzt-Patient-Beziehung Noack, Thorsten/ Fangerau, Heiner, Zur Geschichte des Verhältnisses von Arzt und Patient in Deutschland, in: Stefan Schulz/Klaus Steigleder/Heiner Fangerau/Norbert W. Paul (Hg): Geschichte, Theorie und Ethik der Medizin. Eine Einführung. Frankfurt/M. 2006, 77 – 93.

Hausbesuche: Gleichberechtigung von Arzt und (bürgerlichem) Patient

Besonders interessant ist für eine historisch-kritische Auseinandersetzung mit Katz' These die Zeit unmittelbar vor dem Aufstieg der modernen, naturwissenschaftlichen Medizin, der bei Katz jedoch gar nicht als großer Einschnitt thematisiert wird. Für das späte 18. Jahrhundert zitiert Katz u. a. die beiden bedeutendsten damaligen britischen Autoren zu »Medical ethics«, John Gregory und Thomas Percival. Er erkannte zwar bei diesen, wie für die Aufklärung insgesamt, das Interesse am informierten Patienten an, was nicht nur allgemeine medizinische Bildung, sondern auch das Wissen im Einzelfall betrifft. Doch den von ihm zitierten entsprechenden Auszug aus Gregorys Werk tut Katz mit einem lapidaren *»Few listened«*, »Wenige hörten darauf«, ab, ohne irgendwelche Belege zu liefern. Percival kreidet er an, dass dieser erwarte, der Patient ließe sich von den medizinisch-wissenschaftlichen Lehren überzeugen. Was anderes kann ein Arzt wollen, auch nach der bioethischen Reform? Katz nimmt also ärztliche Programmschriften, die seiner These entsprechen, als entscheidend an und solche, die sie widerlegen würden, als in der Praxis einflusslos – ohne entsprechende sozialhistorische Indizien vorzulegen. Bemerkenswert ist auch, dass selbst einer der schärfsten Kritiker des ärztlichen Paternalismus und einer universalen Bedeutung des hippokratischen Eides, nämlich Veatch, diese Haltung bei Gregory und Percival ausdrücklich nicht dem hippokratischen Erbe, sondern der konsequentialistischen Moralphilosophie ihrer Zeit, allen voran David Hume, zuschreibt[52] – und das Grundproblem der Moderne in einer 170jährigen Unterbrechung des Dialogs zwischen Medizin und Philosophie, nicht aber einem durchgängigen Hippokratismus sieht.

Schauen wir uns demgegenüber den Ausgangszustand lange vor dem angeblichen modernen »Paradigmenwechsel« vom Paternalismus zur Patientenautonomie einmal anhand eines anderen Quellentextes und vor allem anhand allgemeiner Erkenntnisse zur ärztlichen Praxis der Spätaufklärungszeit[53] näher an. In einer populären deutschen Ärztezeitschrift aus der Zeit, als die Französische Revolution das alte Europa erschütterte, im »Almanach für Aerzte und Nicht-Aerzte auf das Jahr 1793«, findet sich zum Umgang mit der Wahrheit am Krankenbett, nämlich der Mitteilung infauster Prognosen, ein einschlägiger Artikel, wohl des Herausgebers Christian Gottfried Gruners (1744–1815), eines Arztes:[54] »Ist es Pflicht des Arztes, dem Kranken oder den Anverwandten den

---

52 Veatch (2005) 15 bzw. 69.
53 Jewson, Nicholas: Medical Knowledge and the Patronage System in 18th Century England, in: Sociology 8 (1974) 369–385; ders.: The disappearance of the sick man from medical cosmology, 1770–1870, in: Sociology 10 (1976) 225–244.
54 Gruner, Christian Gottfried: Ist es Pflicht des Arztes, dem Kranken oder den Anverwandten

bevorstehenden Tod zu verkünden?« Der Artikel besteht zum großen Teil aus
Ausführungen dazu, was der Arzt denn überhaupt sicher wissen kann – relativiert also schon einmal den eventuellen ärztlichen Wissensvorsprung für die
damalige Zeit. Mit dieser Einschränkung sollte der Arzt dann in Abhängigkeit
vom günstigen Moment und in der rechten Weise, was Kenntnisse in der Seelenkunde voraussetzt, mit dem Patienten über den drohenden Tod sprechen.
Sollte der Arzt den Verwandten den nahenden Tod mitteilen? »Ohne Bedenken,
theils um die Zuverlässigkeit der Kunst und seine eigene Ehre zu sichern, damit
nicht der unerwartete oder geläugnete Todesfall auf die Rechnung seiner Unwissenheit gesetzt werde, theils aber um mit den vernünftigen Anverwandten
einen schicklichen Plan zu verabreden.«[55]

Diese Empfehlungen galten aber nur für einen Teil der Patienten und Angehörigen:

»Bei der niedern Menschenklasse, welche meistens unfähig zum vernünftigen
Denken und Handeln ist, thut der Arzt besser, wenn er unbestimmte Hofnung
giebt. Er ersparet sich und dem Kranken den unangenehmen Anblick von
Thränen«.[56] Die Frage, wie ernst die Information des Patienten – als eine
Grundlage seiner Mündigkeit – genommen wird, zieht also die anzustrebende
Wissensgrenze nicht zwischen medizinischem Experten und Laien, sondern
zwischen gebildetem und besser gestelltem Patienten einerseits und Patienten
aus der Unterschicht andererseits. Es geht also vor allem um die ökonomische
und soziale Macht entsprechender Patienten, nicht um den Wissensvorsprung
der Ärzteschaft. Das Beispiel ist typisch für das damalige Verhältnis zwischen
Arzt und Patient in bürgerlichen Kreisen, das oft durch intensives Sprechen
geprägt war. In der Vormoderne schilderte der Patient seine Wahrnehmungen in
aller Ausführlichkeit, und es war Sache des Arztes, im Gespräch eine den Patienten überzeugende Interpretation und Behandlung dafür zu finden.[57] Besonders in der ausführlichen Erstanamnese der Homöopathie, die ja als Heilsystem
zu dieser Zeit entstand, finden wir einiges von dieser Bedeutung der Patientenempfindungen und -äußerungen konserviert. War der Kranke nicht einverstanden, suchte er sich häufig einen anderen Doktor, der bettlägerige Patient
schickte den Arzt von seinem häuslichen Krankenbett weg. Volksweisheiten wie
»Drei Ärzte, vier Meinungen« stammen vor allem aus dieser Situation. Nicht der
Arzt, sondern der Patient war Herr im Hause, denn er oder seine Familie riefen

---

den bevorstehenden Tod zu verkünden, in: Almanach für Aerzte und Nicht-Aerzte auf das
Jahr 1793, 222 – 242.

55 Gruner (1793) 240.

56 Ebd. 241.

57 Stolberg, Michael: Homo patiens. Krankheits- und Körpererfahrung in der Frühen Neuzeit.
Köln 2003, 91 – 106, der die Thesen von Newson (1974 und 1976) zur Patronage-Medizin
differenziert.

den Arzt ins Haus und konnten ihn bei der kleinsten Unzufriedenheit auch wieder wegschicken.

Modernes Krankenhaus: Strukturelle Benachteiligung des Patienten

Dieses Zeitalter der so genannten Patronage-Medizin, in der ein Arzt dem gebildeten und/oder begüterten Patient gleichberechtigt gegenüberstand und der Patient über die Entlassung des Arztes entschied, ging schon bald zu Ende.[58] Denn neue objektivierende Untersuchungstechniken, Stethoskop und Mikroskop, später chemische Laboranalyse und Röntgenschirm, führten dazu, dass der Arzt mehr sah, hörte und wusste als der Patient, dieser also als Experte für seinen Körper und seinen Zustand entwertet wurde. Gleichzeitig entstand das allgemeine Krankenhaus, in das sich auch der begüterte Patient zur Behandlung begab.[59] Nun war also der Arzt gleichsam Hausherr, und übernahm die Entscheidung, den Patienten zu entlassen. Nun erst hatte er eine größere Menge von wissenschaftlich-technisch abgesichertem Wissen, neue therapeutische Handlungsmöglichkeiten im operativen und nicht-operativen Bereich traten hinzu. Erst diese teilweise Umkehrung der Machtverhältnisse im Aufstieg der naturwissenschaftlich orientierten Medizin schuf die Situation, gegen die sich die Patientenrechtsbewegung in der zweiten Hälfte des 20. Jahrhunderts eigentlich richtete. Es ging also wohl weniger um die Beseitigung eines Jahrtausende alten, Hippokrates anzulastenden Problems, sondern eher um die Regelung einer neuen Machtstellung der Ärzte mit ihrer Gefahr entsprechender Willkür und relativer Entmündigung des Patienten. Im Hinblick auf eine mögliche Missachtung von Perspektiven des Patienten dürfte die moderne Krankenhausmedizin ein größeres Problem als die vormoderne ärztliche Tradition darstellen.

Forschung am Menschen: Skandale und Informed consent

Breit, ja wohl sogar allgemein akzeptiert ist die Einsicht, dass sich die Stärkung von Patientenrechten nicht zuerst philosophischer Reflexion und bioethischer Institutionalisierung, sondern den Reaktionen auf verschiedene Skandale in der medizinischen Forschung am Menschen verdankt. Für Deutschland sind die entsprechenden Regelungen als Antwort auf ärztlichen Machtmissbrauch im

---

58 Zu diesem vergleichsweise raschen Umschlag Lachmund, Jens: Der abgehorchte Körper. Opladen 1997, 96–97.
59 Waddington, Ivan: The Role of the Hospital in the Development of Modern Medicine: A Sociological Analysis, in: Sociology 7 (1973) 211–224.

Kaiserreich (»Fall Neisser«), in der Weimarer Republik (»Lübecker Totentanz«) und besonders in den nationalsozialistischen KZs inzwischen bekannt.[60] Sie behielten aber ihre unmittelbare Geltung zunächst nur für das Humanexperiment. Für die USA lässt sich hingegen der direkte Übergang von der Forschungsethik in die Ethik der Arzt-Patient-Beziehung nachweisen. Denn nachdem die skandalöse Tuskegee-Syphilis-Studie, in der an getäuschten schwarzen Landarbeitern in Alabama über Jahrzehnte Beobachtungen des natürlichen Verlaufs einer inzwischen gut heilbaren Krankheit fortgeführt wurden, 1972 aufgedeckt worden war, setzte der US-Präsident eine Kommission zur Beratung ein, die 1976 in ihrem Abschlussbericht, dem *Belmont Report,* später auch in der Medizinethik zugrunde gelegte Prinzipien formulierte, nämlich *Respect for persons, Beneficence* und *Justice.*[61] In ähnlicher Abfolge hatte Jay Katz zuerst 1972 ein forschungsethisches Buch über das Humanexperiment geschrieben,[62] bevor er sich im eingehend diskutierten Werk 1984 der Arzt-Patient-Beziehung zuwandte. Der *Informed consent* ist aus der gesetzlichen Regelung der Forschung am Menschen in das Prinzip *Respect for autonomy* der medizinischen Ethik übernommen worden.

Recht: Konsumentenschutz und Informed consent

Ein zweiter Ursprung der Konzepte von *Informed consent* und Patientenautonomie ist Teil einer fortgesetzten Entwicklung von Medizin als möglichst marktförmigem Geschehen zwischen Anbieter und Kunde, wie sie für die USA typisch ist. In den europäischen Ländern dagegen ist – mit dem Deutschen Kaiserreich als frühem Vorreiter – das klassische Marktmodell von Angebot und Nachfrage durch die Einführung der obligatorischen Sozialversicherung entscheidend verändert worden. Die Gatekeeper-Funktion des Arztes erstreckte sich hier nicht nur auf medizinisches Wissen, sondern auch auf den Zugang zu

---

60 Anweisung an die Vorsteher der Kliniken, Polikliniken und sonstigen Krankenanstalten, in: Centralblatt für die gesammte Unterrichts-Verwaltung in Preußen 43 (1901) 188–189; Reichsminister des Inneren, Reichsrichtlinien zur Forschung am Menschen, in: Reichsgesundheitsblatt 55 (1931) 174–175; so genannter »Nürnberger Kodex«, Auszug »Zulässige medizinische Menschenversuche« aus der Urteilsbegründung des Nürnberger Ärzteprozesses, in: Alexander Mitscherlich/Fred Mielke: Wissenschaft ohne Menschlichkeit. Medizinische und eugenische Irrwege unter Diktatur, Bürokratie und Krieg. Heidelberg 1949, 267–268.

61 The National Commission for the Protection of Human Subjects of Biomedical and Behavioral Research: The Belmont Report. Ethical principles and guidelines for the protection of human subjects of research. Washington DC 1978.

62 Katz, Jay: Experimentation with Human Beings: The Authority of the Investigator, Subject, Professions, and the State in the Human Experimentation Process. New York 1972.

solidarisch finanzierten Leistungen. Während also auch deshalb bis in die 1980er Jahre hinein in Europa Fragen von Gesundheit und Medizin vorwiegend als sozialpolitische Aufgabe gesehen wurden, blieb in den USA hauptsächlich das Modell des Konsumentenschutzes. Und in einer solchen Logik spielen neben der naturwissenschaftlich-medizinischen Qualitätssicherung, wie sie sich staatlich in den strengen Anforderungen der FDA (*Food and Drug Administration*) und ärzteschaftlich in äußerst restriktiven Facharztbestimmungen widerspiegeln, Aspekte des Behandlungsvertrages eine entscheidende Rolle. Da das Informationsgefälle eine gleichberechtigte Vertragspartnerschaft gefährdet, ist sein weitest möglicher Ausgleich, unabhängig von allen Auswirkungen auf Patient oder Arzt, von oberster Bedeutung. Der früheste juristische Gebrauch des Konzepts *Informed consent* liegt also schon vor der Institutionalisierung der Bioethik. Als erstes Gerichtsurteil, das diesen Begriff entsprechend anführte, gilt eine Entscheidung eines kalifornischen Appellationsgerichts aus dem Jahre 1957, das damit sprachlich die Stellungnahme des *American College of Surgeons* zu diesem Fall *(amicus brief)* aufnahm.[63]

Zivilgesellschaft: Bürger- und Patientenrechtsbewegung

Einher mit dieser staatlichen und ärztlichen Garantie des Konsumentenschutzes ging eine Patientenrechtsbewegung als Teil der Bürgerrechtsbewegung, die wohl noch am ehesten der großen Emanzipationserzählung zuzuordnen ist. Denn hier gab es seit den 1950er Jahren, nicht zuletzt in der Psychiatrie, engagierte Versuche, sich der »Medikalisierung« entgegenzustemmen, die damals noch stärker von Ärzten getragen wurde. Bezeichnenderweise wurde jedoch selbst in den USA, ganz im Gegensatz z. B. zur Forderung nach kostenloser Gesundheitsfürsorge für ältere Menschen, der *Informed consent* nie zum Gegenstand breiter Proteste, erst recht nicht auf der Straße. Offenbar sah die Bevölkerung hier weniger ein Problem als die Juristen, von denen – mit der heutigen Formulierung eines Medizinjuristen gesprochen – »die übliche Ausübung paternalistischer Hoheit durch Ärzte mit der staatlichen Verletzung bürgerlicher Grundfreiheiten gleichgesetzt und in ähnlich scharfen Worten verurteilt wurde.«[64] Die große Mehrheit der Bevölkerung empfand laut Umfragen den juristisch eingeführten *Informed consent* eher als eine Möglichkeit für die Ärzte,

---

63 Capron, Alexander Morgan: Foreword to the Johns Hopkins Edition, in: Katz (2002) ix-xxxiv, hier x.

64 Übersetzung W.B.; im Original: »physicians' customary exercise of a paternalistic sovereignty was analogized to governmental invasions of citizens' basic liberties and was condemned in equally harsh terms«, Capron ebd.

sich gegen Schadensersatzklagen abzusichern, denn als eine Stärkung der Stellung des Patienten.[65]

Philosophie: Begründung mit Kant

Im Vergleich mit diesen wirkmächtigen gesellschaftlichen Entwicklungen ist der in der Bioethik allgegenwärtige Verweis auf Immanuel Kant zur philosophischen Begründung der Patientenautonomie wohl eher als sekundäre Rationalisierung denn als treibende Kraft anzusehen. Kant ist Kronzeuge der Spätaufklärung, ihr Philosoph und Theoretiker, aber kaum selbst eine entscheidende Triebkraft gesellschaftlicher Veränderungen. Wenn man den Vergleich wagen wollte, dürfte vielleicht sogar das Ethos der ja praktisch tätigen hippokratischen Ärzte wichtiger für die tatsächlichen antiken Veränderungen als der Königsberger Weltweise für die Umbrüche der Moderne gewesen sein. Es scheint also zutreffender, statt einer direkten Abhängigkeit zwischen Selbstbestimmungsrecht und Kants Philosophie lediglich gemeinsame Wurzeln in der Aufklärung anzunehmen, zu deren zentralen Forderungen die Mündigkeit des Individuums gehörte.

Zudem würde verbreiteten angloamerikanischen Kant-Interpretationen, die häufig eher nur das Recht, aber weniger die Pflicht zur vernünftigen Selbstbestimmung betonten, so kaum ein kontinentaleuropäischer Philosoph zustimmen. Und die Konsequenzen dieser Vernunftbindung bei Kant, zu denen auch das kategorische Verbot der Lüge selbst zugunsten unschuldig Verfolgter[66] oder der Selbsttötung unter allen Umständen[67] gehören, akzeptieren die wenigsten der entschiedenen Verfechter des Autonomie-Prinzips. Selektive und unzureichend reflektierte Kant-Rezeption gehört aus philosophischer Perspektive unzweifelhaft zu den Schwächen gängiger Bioethik.[68]

Empirie: Informed consent in der Realität und Shared decision-making

Für eine mögliche Überschätzung des Patienten- bzw. Probanden-Interesses an Information und reflektierter Zustimmung aufschlussreich ist eine ethnographische Studie, d. h. qualitative Sozialforschung zum *Informed consent* an der

---

65 Ebd.
66 Kant, Immanuel: Über ein vermeintes Recht aus Menschenliebe zu lügen (1797) A 301 – 314, in: Werke 7, 635 – 643.
67 Kant, Immanuel: Metaphysik der Sitten (1797) A 70 – 75, in: Werke 7, hier 553 – 556.
68 Biller-Andorno, Nikola: Die Kantische Moraltheorie im Kontext der modernen Medizinethik, in: Hans Friesen/Karsten Beer (Hg.): Angewandte Ethik im Spannungsfeld von Begründung und Anwendung. Frankfurt/M. 2004, 295 – 308.

Universität Wien, die u. a. aufweist, wie gering in der Praxis der Zusammenhang zwischen Information und Zustimmung ist.[69] Patientinnen stimmen, hier allerdings im Bereich der Forschung, nämlich der genetischen Untersuchung von Hautproben, meistens zu, obwohl sie die Information nicht verstanden haben, weil sie nämlich dem Arzt vertrauen oder einen Gefallen tun, ihren Beitrag leisten oder nicht aus der Reihe tanzen wollen, oder dem Ganzen wenig Wert beimessen. Vieles davon dürfte auch für den *Informed consent* in der alltäglichen Praxis gelten. Er fungiert damit häufig eher als Fiktion und Instrument zur formalen Befriedigung verschiedener Interessen denn als wirksamer Weg zum angestrebten *Empowerment* des Patienten und zur Verbesserung des Arzt-Patient-Gesprächs.

Solche Einwände dürfen keinesfalls als Ausgrenzung und Abwertung der Patientenautonomie verstanden werden. Sie stellen vielmehr im Gegenteil eine Einbindung und Aufwertung dar: Autonomie ist ebenso als Ziel wie als Voraussetzung medizinischer Behandlung, ebenso als gemeinsame Leistung wie als Anspruch in der Kommunikation anzusehen, sie ist damit letztlich nur mit und nicht einfach nur gegen andere Menschen möglich. Eine solche kontextualisierte Sicht der Patientenautonomie muss im Interesse von Patienten wie Ärzten liegen, weil sie den bestmöglichen Schutz gegen alte und neue entfremdende Expertenherrschaft darstellt. In den Ansätzen zum *Shared decision-making*, dem Modell gemeinsamer Entscheidungsfindung von Arzt und Patient, wird der engagierte Versuch gemacht, jenseits bloß formaler Erfordernisse den Patienten durch kognitive und emotionale Unterstützung zur eigenverantwortlichen Entscheidung zu verhelfen.[70]

Moralismus, Meliorismus, Markt

Für eine gegenüber falscher Selbststilisierung angemessene Historisierung der modernen Bioethik kann man auch auf Studien reflektierter Bioethiker selbst zurückgreifen. An erster Stelle ist hier Albert Jonsen zu nennen, für den sich die aktuelle biomedizinische Ethik aus Charakteristika der US-amerikanischen

---

69 Felt, Ulrike/Bister, Milena/Strassnig, Michael/Wagner, Ursula: Refusing the information paradigm. Informed consent, medical research, and patient participation, in: Health 13 (2009) 87 – 106.

70 Loh, Andreas/Simon, Daniela/Härter, Martin: Die Zusammenarbeit von Arzt und Patient unter dem Einfluss von Partizipativer Entscheidungsfindung (Shared Decision-Making), in: Winand Gellner/Michael Schmöller (Hg.): Neue Patienten – neue Ärzte? Ärztliches Selbstverständnis und Arzt-Patienten-Beziehung im Wandel. Baden-Baden 2008, 185 – 201.

Gesellschaft erklärt[71] – was selbstverständlich auch noch einmal für verschiedene dortige Gesellschaftssegmente zu differenzieren wäre. Unter diesen Charakteristika steht an erster Stelle ein rigider Moralismus, also die Überzeugung und der Optimismus, dass sich zumindest die meisten Probleme als Defizite in der Moral erklären und durch moralisches Verhalten beheben lassen. Jonsen führt dies überzeugend und detailliert auf bestimmte strenge, eben moralistische christliche Traditionen zurück, die in den USA im Vergleich zu Europa weitaus einflussreicher waren.[72] Dazu gehören auf protestantischer Seite puritanische Versionen des Calvinismus, auf katholischer Seite der über irische Exil-Seminaristen aus dem frankophonen Europa importierte Jansenismus. Der Unterschied ist in der Tat frappierend: während, wie erwähnt, in Europa bis in die 1980er Jahre hinein die veröffentlichte Meinung vorherrschte, die meisten der sich abzeichnenden Probleme im Gesundheitswesen seien gesellschaftlicher Natur und nur so zu lösen,[73] galten sie in den USA längst als eine Frage der Moral. Darin zeigt sich zugleich der für Jonsen mit dem Moralismus verbundene andere Stellenwert des Individualismus in den USA.

Eine weitere amerikanische Eigenheit, die sich in der Bioethik manifestiert, ist nach Jonsen ein Meliorismus (von lat. melior = besser), also eine Überzeugung, dass – auf Verheißung und Vorsehung gegründet – Menschen ihre Situation fortwährend verbessern können, ein Fortschrittsoptimismus, der gegen jede »Dialektik der Aufklärung« steht. Historische Erfahrungen der Befreiung wie die von den Kolonialmächten und der Bedrohung durch Wildnis oder Indianer, von Armut, wissenschaftlich-technologischer Rückständigkeit und bedrohlichen Großmächten, der Sklaven, Frauen, Schwarzen und anderen Unterdrückten werden auch in der Medizin gesehen: Befreiung von Infektionskrankheiten durch Antibiotika und Impfung, Nieren- und Herzversagen durch die Transplantationsmedizin, bald auch von Krebs.[74] Auch wenn der *American Dream* derzeit diverse Rückschläge erleiden mag, scheint sein Ende nicht in Sicht. Zwar bestehen auch in der bioethischen Diskussion der USA fortschrittsskeptische Tendenzen, von ihren Gegnern »Bio-Konservativismus« oder »Bio-Ludditentum« genannt. Doch die meisten der politisch wirksamen Ein-

---

71 Jonsen, Albert: The Birth of Bioethics. New York 1998; Jonsen, Albert: A Short History of Medical Ethics. New York 2000.

72 Jonsen, Albert: American Moralism and the Origins of Bioethics in the United States, in: Journal of Medicine and Philosophy 16 (1991) 113–130.

73 Baier, Horst: Benötigen wir eine Ethik der Medizin? Der Freiraum des Arztes zwischen Markt, Politik und Recht, in: Ludwig Bress (Hg.): Medizin und Gesellschaft. Ethik- Ökonomie – Ökologie. Berlin 1987 131–147, hier 147; bezeichnenderweise hat die (von Horst Baier mit herausgegebene) Zeitschrift »Medizin, Mensch, Gesellschaft« 1992 ihr Erscheinen eingestellt, während die Zeitschrift »Ethik in der Medizin« 1989 zum ersten Mal erschienen war.

74 Jonsen 1998, 392–393 bzw. 395–397.

wände gegen bestimmte biotechnologische Maßnahmen beruhen auf religiös begründeten Verboten, weniger auf der Einschätzung, wirtschaftliches oder technologisches Wachstum könne an sich ein Problem darstellen.

Der amerikanische Soziologe John H. Evans hat einen weiteren Zug der in den USA dominierenden Form von Bioethik aus der jüngeren amerikanischen Geschichte erklärt.[75] Er sieht das Abwägen einzelner Größen, wie es in der Prinzipienethik von Beauchamp und Childress propagiert wird, als konsequentes Ergebnis einer alles durchdringenden marktwirtschaftlichen Grundidee, dass nämlich alle Bereiche des Lebens und der Gesellschaft aus ihren Bindungen herausgelöst und in verrechenbare Einheiten überführt werden müssen. So wie in der neuzeitlichen Buchhaltung gegenüber der mittelalterlichen die Aufführung von Kreditoren und Debitoren zunehmend von näheren Angaben über ihren Wohnsitz, Beruf oder Stand getrennt werden, so soll auch die bioethische Abwägung von persönlichen Aspekten absehen. Insofern ist übrigens auch der amerikanische Individualismus als »Atomisierung« des Selbst mit einer massiven Entindividualisierung verbunden.

Die Schlussfolgerung aus diesen Beobachtungen zu amerikanischen Eigenheiten, die den Aufstieg der Bioethik bestimmen, könnte man also pointiert als »Moralismus, Meliorismus und Markt« etikettieren. Diese drei Ms sollen keineswegs Argumente für einen grundsätzlichen Anti-Amerikanismus in der Ethik sein, sondern eine vertiefte Einsicht in den jeweiligen Gesellschaftsbezug jeder medizinischen Ethik bieten. Das aber rechtfertigt, ja verlangt dann auch andernorts Eigenständigkeit, z. B. in Form europäischer Wege. Die fundamentalen Unterschiede zwischen den USA und Mitteleuropa sind offenkundig.[76] Eine These wie die von Veatch für den anglophonen Raum, dass es zwischen Spätaufklärung (mit dem Arzt-Philosophen Gregory) und der modernen Bioethik 170 Jahre lang keinen ernsthaften Dialog zwischen Medizin und Philosophie gegeben habe,[77] würde für den deutschsprachigen Raum, wo Karl Jaspers oder Viktor von Weizsäcker nur die Spitze eines Eisbergs von einschlägigen Beziehungen bilden,[78] schlicht lächerlich wirken.

---

75 Evans, John: A Sociological Account of the Growth of Principlism, in: Hastings Center Report 30, Heft 5 (2002) 31–38; als deutsche Übersetzung: Eine soziologische Sicht auf die Entwicklung der Prinzipienethik, in: Oliver Rauprich/Florian Steger (Hg.): Prinzipienethik in der Biomedizin. Moralphilosophie und medizinische Praxis. Frankfurt/M. 2005, 192–209.

76 Wiesing, Urban: »Bioethics« in den USA, in: Medizin, Mensch, Gesellschaft 13 (1988) 270–273, hier 272.

77 Veatch (2005).

78 Engelhardt, Dietrich/Schipperges, Heinrich: Die inneren Verbindungen zwischen Philosophie und Medizin im 20. Jahrhundert. Darmstadt 1980.

Zum Abschluss: Historische Tiefenschärfe als Bedingung reflektierter Medizinethik

Vor allem wird auch an diesem Beispiel der USA noch einmal deutlich, wie notwendig und zugleich manchmal sowohl problematisch als auch umstritten die Historisierung, und das heißt vor allem die historische Kontextualisierung medizinischer Ethik ist. Historische Reflexion kann – ebenso wenig wie philosophische oder theologische – nie die aktuelle moralische Entscheidung ersetzen, aber sie kann sie ebenfalls verantworteter machen. Was soll dann aber eigentlich – mag man sich fragen – eine derart intensive Beschäftigung mit drei Autoren, Edelstein, Veatch und Katz, die hier ganz einfach vielleicht nur offensichtlich empirisch bestreitbare Thesen in die Welt gesetzt haben. Tatsächlich wären sie trotz ihrer großen, diesen Thesen oft bis heute treuen Anhänger- oder zumindest Leserschaft, dieses Aufwandes vielleicht nicht wert, wenn an ihnen nicht ein Grundproblem vieler bioethischer Argumentationen so überaus deutlich würde, nämlich die Instrumentalisierung medizinhistorischer Versatzstücke. Die Frage, warum man sich fragwürdiger oder gar unhaltbarer historischer Argumentationen bedient oder solche überhaupt zu benötigen glaubt, muss sich jede Position stellen lassen, gerade auch eine gesellschaftlich oder medizinisch dominierende.

Linus S. Geisler

Das ärztliche Gespräch – eine vernachlässigte Aufgabe[1]

Arztsein ist ein sprechender Beruf.[2] Der niedergelassene Arzt verbringt 60 bis 80 Prozent, der Klinikarzt bis zu 50 Prozent seiner Arbeitszeit im Gespräch mit seinen Patienten. So kann sich die Zahl der Patientengespräche im Lauf eines ärztlichen Berufslebens auf bis zu 200 000 summieren.[3] Doch den meisten Ärzten ist gar nicht bewusst, dass sie einen sprechenden Beruf ausüben. Die Sprache erscheint als belangloses Beiwerk, gemessen an den imponierenden Potentialen der heutigen Medizin, vom roboterassistierten Gelenkersatz bis zur Regeneration geschädigter Herzmuskulatur durch den Einsatz von Stammzellen, als Informationsmedium ohne eigenen Anteil am therapeutischen Prozess.

Das ärztliche Desinteresse am Erwerb kommunikativer Fähigkeiten angesichts der zentralen Bedeutung des Gesprächs für die Arzt-Patient-Beziehung ist immer wieder verblüffend. Fortbildungsveranstaltungen für Ärzte mit der Thematik »Kommunikation« zählen – auch wenn sie kostenlos angeboten werden – zu den notorisch am schwächsten besuchten Kongressen. Ein Beispiel: Vor einigen Jahren veranstaltete der Verband der Österreichischen Krankenschwestern in Salzburg eine Tagung zum Thema Kommunikation im Krankenhaus. Geladen waren auch rund 500 Ärzte. Außer dem Referenten erschien kein einziger.[4]

Jeder Versuch, sich auf Kommunikation gar nicht einzulassen ist freilich im Ansatz zum Scheitern verurteilt. Entsprechend der Definition von Paul Watzlawick[5] ist Kommunikation im weitesten Sinne als *jedes Verhalten* in einer so-

---

1 Siehe auch URL: http://www.linus-geisler.de/vortraege/0306kommunikation.html (2.8.2010).
2 Geisler, Linus: Arzt und Patient – Begegnung im Gespräch, 5. Aufl. Frankfurt/M. 2008. URL: http://www.linus-geisler.de/monografien/monograf.html#ap (2.8.2010).
3 Stein, R.: Gespräch in der Sprechstunde vernachlässigt, in: Frankfurter Allgemeine Zeitung Nr. 284 (6.12.2000) N3.
4 Lutterotti, Markus v.: Sprachlose Medizin. Von der Funktion des Gesprächs in der ärztlichen Praxis. Referate des fünfzehnten Ärztetages im Bistum Essen. St. Augustin 1982.
5 Watzlawick, Paul/Beavin, Jeanat H./Jackson, Don D.: Menschliche Kommunikation. Formen, Störungen, Paradoxien. Göttingen 2000.

zialen Situation zu verstehen. Da man sich nicht *nicht* verhalten kann, kann man folglich auch nicht *nicht* kommunizieren. Ein Sich-Drücken um Kommunikation ist also nicht möglich.

Ein weiteres wichtiges Axiom lautet: Die Kommunikationsabläufe bestimmen die *Natur der Beziehung* zwischen den Kommunikationspartnern. Diese Erkenntnis ist für die Arzt-Patient-Beziehung von grundlegender Bedeutung. Ihre Qualität steht und fällt mit der Qualität der Kommunikation. Alles in allem Gründe genug, sich als Arzt mit den Prinzipien menschlicher Kommunikation vertraut zu machen.

Ein Blick zurück in die Anfänge der Medizin zeigt, dass das Wort schon immer essentieller Bestandteil ärztlichen Bemühens gewesen ist. Antiphon, der im 5. Jh. v. Chr. als Rhetoriklehrer in Athen lebte, galt als Erfinder einer »Tröstungskunst«, die ihn berühmt machte. Er ließ die Kranken von ihren Leiden erzählen und half ihnen mit einer Form der Rhetorik, die sich ebendiese Äußerungen des Kranken – ihrer Form wie ihrem Inhalt nach – zunutze machte. Mit anderen Worten: Er wandte damals die Methode an, die man heute gesprächstechnisch als »Spiegeln« bezeichnet. So gelang es ihm, die Wirklichkeit der Patienten zu erfassen und sie so umzudeuten, dass die Kranken nicht mehr darunter litten. Antiphon kam später nach Korinth und bekam an der Agora ein Haus. Damals durften Heiler noch für sich werben. Und so brachte er ein Schild an seinem Haus an mit der Inschrift: »Ich kann Krankheiten durch Worte heilen.«

In seinem Dialog mit Charmides beschreibt Platon, wie Sokrates zu einem migränekranken Jüngling gerufen wird, bei dem er ein bestimmtes Medikament anwenden sollte, das er von den Thrakern bei einem Heerzug bekommen hatte. Aber Sokrates verwickelte den Patienten als erstes in ein Gespräch. Denn der Priesterarzt hatte ihm die Arznei unter der Auflage überlassen, sie nur anzuwenden, wenn er zuvor er mit dem Kranken ein ausführliches Gespräch geführt habe.[6] Die hellenischen Ärzte seien Krankheiten gegenüber deshalb häufig so ohnmächtig, weil sie, sobald ein Patient zu ihnen komme, sofort begännen zu trennen: das Auge vom Kopf, den Kopf vom Rumpf, den Rumpf von den Gliedern, die Glieder vom Körper und den Körper von der Seele – eine Herangehensweise an den Kranken, die auch heute weitverbreitet ist. Aber davon später mehr (s. der »fragmentierte Patient«).

Sokrates wusste, dass es nicht genügt nur den Kopf zu behandeln. Um die Krankheit vertreiben zu können, muss man sich den ganzen Körper vornehmen, und um ihn zu kurieren, bedarf es einer vorherigen Behandlung der Seele. Heilmittel für die Seele aber sind, wie es im Dialog heißt, die »schönen Reden«.

---

6 Schmidt, Gerhart: Platons Vernunftkritik oder die Doppelrolle des Sokrates im Dialog »Charmides«. Würzburg 1985.

Auch der heutige Patient, durchaus fasziniert von den Angeboten einer hoch-technisierten Medizin, nicht selten aber auch von ihnen bedrängt und geängstigt, sucht sein Heil zuerst im Gespräch mit seinem Arzt. Alle repräsentativen Patientenbefragungen nach dem Wesen des ›idealen Arztes‹ in den USA, England, Österreich oder Deutschland kommen zu deckungsgleichen Resultaten: was Patienten sich in erster Linie wünschen ist, dass der Arzt mit ihnen spricht, ihnen zuhört, Interesse für sie zeigt. Ärztliche Kompetenz und apparative Ausstattung rangieren erst weit dahinter im Mittelfeld.[7]

In einer 1999 in Deutschland durchgeführten Studie wünschten sich 92 Prozent der befragten Patienten, das Gespräch zwischen Arzt und Patient sollte stärker in den Vordergrund rücken.[8] Eine Befragung an 824 Patienten in ärztlichen Praxen durch Wissenschaftler der Universität Southampton (Paul Little) Anfang 2001 ergab, dass 88 % von ihnen vor allem das Gespräch mit ihrem Arzt suchten, nur jeder Vierte wollte ein Rezept.[9]

Die Akademie für Technikfolgenabschätzung in Baden-Württemberg konnte in einer Studie über Patientensouveränität zeigen, dass der Wunsch nach umfassender und verständlicher Information von 93 % aller befragten Patienten als »sehr wichtig« eingestuft wird. Allerdings entsprechen weniger als 30 Prozent der Ärzte diesem Patientenwunsch nach Information.[10]

Die positiven Effekte einer guten Kommunikation zwischen Arzt und Patient sind mittlerweile wissenschaftlich belegt. Zelda Di Blasi und ihre Kollegen von der Universität York in Großbritannien konnten in einer Untersuchung 2001 an 3611 Patienten mit überwiegend körperlichen Erkrankungen zeigen, dass eine warmherzige, freundliche und angstnehmende Zuwendung den Krankheitsverlauf – unabhängig von der sonstigen Behandlung – eindeutig verkürzen und die Nebenwirkungen verringern kann.[11]

In einer kanadischen Untersuchung wurden Frauen mit Brustkrebs befragt, welches Verhalten ihres Arztes zum Zeitpunkt der Krebsdiagnose am hilf-

---

7 Geisler, Linus: Arzt und Patient im Zeitalter der High-Tech-Medizin. Nieren- und Hochdruckkrankheiten 19 (1990) 466–472.

8 Das Gespräch mit dem Arzt hat für Patienten die höchste Priorität, in: Ärzte Zeitung (28.2. 2001).

9 Little, Paul et al.: Preferences of patients for patient centred approach to consultation in primary care: observational study, in: British Medical Journal 322 (2001) 468–472. URL: http://www.bmj.com/cgi/reprint/322/7284/468 (2.8.2010).

10 Dierks, Marie-Luise et al.: Patientensouveränität – Der autonome Patient im Mittelpunkt. Arbeitsbericht Nr. 195 der Akademie für Technikfolgenabschätzung in Baden-Württemberg. Stuttgart 2001. URL: http://elib.uni-stuttgart.de/opus/volltexte/2004/1882 (2.8.2010).

11 Di Blasi, Z. et al.: Influence of Context Effects on Health Outcomes: A Systematic Review, in: The Lancet 357 (2001) 757–762.

reichsten gewesen sei.[12] Die häufigste Antwort lautete: seine Fähigkeit mir zu-
zuhören.

Umgekehrt steht ebenso fest, dass schlechte Kommunikation sich negativ auf
den Krankheitsprozess auswirkt. Eine große prospektive Untersuchung des
Tumorzentrums München (2003) an 1131 Brustkrebs-Patientinnen ergab, dass
die Frauen, die eine schlechte Kommunikation beklagten, eine signifikant
schlechtere Lebensqualität aufwiesen.[13]

Zufriedene Patienten – zufriedene Ärzte

In seinem Buch »Die verlorene Kunst des Heilens« schreibt der weltberühmte
Kardiologe Bernard Lown, die für ihn denkwürdigste Beschreibung einer guten
Arzt-Patient-Beziehung stamme von einer einfachen sibirischen Ärztin. Sie habe
ihm gesagt: »Jedes Mal, wenn ein Arzt einen Patienten sieht, sollte sich der
Patient anschließend besser fühlen.«[14] Ich möchte ergänzen: Idealerweise sollten
sich *beide* besser fühlen.

Mit der Zufriedenheit der Ärzte scheint es allerdings nicht weit her zu sein.
Mehr als 90 Prozent der niedergelassenen Vertragsärzte fühlen sich durch die
Gesetzgebung im Gesundheitswesen und durch die Einflussnahme der Politik
bzw. der Kassen auf die Patientenversorgung belastet. 59 Prozent sind »ausge-
laugt«, ebenso viele fühlen sich am Tagesende »völlig erledigt«[15]. Dokumentiert
ist der Fall eines niedergelassenen Arztes, der vollständig frustriert, die Alternative als Gefängnisarzt vorzog. Eine Untersuchung an jungen Klinikärzten in
Berlin ergab, dass circa ein Drittel, zermürbt von der »Arbeit in der Endlosschleife«, den Beruf nicht noch einmal wählen würde.[16]

Vielen Ärzten ist jedoch nicht bewusst, dass eine gute kommunikative
Kompetenz nicht nur die *Zufriedenheit* ihrer Patienten erhöht, sondern auch
ihre *eigene*. Das liegt unter anderem daran, dass gut geschulte Ärzte fähig sind,
die Probleme ihrer Patienten genauer zu identifizieren und es dadurch ihren
Patienten wiederum besser gelingt, sich psychologisch an die Krankheitssitua-

---

12 Harris, S. R./Templeton, E.: Who's Listening? Experiences of Women with Breast Cancer in
   Communicating with Physicians, in: Breasts Journal 7 (2001) 444–449.
13 Kerr, J. et al.: Communication, quality of life and age: results of a 5-year prospective study in
   breast cancer patients, in: Annals of Oncology 14 (2003) 421–427.
14 Lown, Bernard: Die verlorene Kunst des Heilens. Stuttgart 2002, 103.
15 Gebuhr, Klaus: Die vertragsärztliche Gegenwart im Lichte des Burnout-Syndroms. Die
   wirtschaftliche Entwicklung und die ärztliche Selbstverwaltung in der vertragsärztlichen
   Meinung. Berlin 2002.
16 Brennecke, R./Brendler, Cl./Gerhardus, T.: Arbeit in der Endlosschleife. Ergebnisse einer
   Befragung junger Ärztinnen und Ärzte in Berlin, in: Berliner Ärzte 5 (2002) 18 ff.

tion zu adaptieren, was zu einer größeren Zufriedenheit mit der Behandlung und Betreuung führt.

Es ist erwiesen, dass für Ärzte mit hoher Gesprächsführungskompetenz:

- die *subjektive Belastung* durch die Krankheit ihrer Patienten geringer ist,
- die *Stressbelastung* durch den Beruf als niedriger empfunden wird,
- die *berufliche Zufriedenheit* wächst und
- die *Neigung zu Depressionen, Ängsten und Suizidalität* (die bei Ärzten überdurchschnittlich hoch ist) abnimmt.[17]

Kommunikationsdefizite und -störungen

Analysiert man die klinische Realität der Arzt-Patient-Kommunikation, könnte man den Eindruck gewinnen, dass zwei Fremde in jeweils fremder Sprache mit einander reden:

- Die *Hälfte der Beschwerden* des Patienten kommen *nicht* zur Sprache
- Oft erhalten Ärzte nur *wenig Auskunft* über *die Bedeutung* der Erkrankung für den Betroffenen *und ihre emotionalen und sozialen Folgen*[18]
- *Weniger als die Hälfte der psychosozialen Probleme* und psychischen Störungen des Patienten *werden erkannt*
- Arzt und Patient stimmen in *mehr als der Hälfte* der Fälle *nicht über das hauptsächliche Gesundheitsproblem* des Patienten *überein*.[19]

Es misslingt also häufig schon der vordergründige Anspruch einer ausreichenden gegenseitigen Information und Standortbestimmung. Im gelungenen Arzt-Patient-Gespräch geht es allerdings nicht nur darum, dass beide sich verstehen. Aufgabe des Arztes ist es vielmehr, seine Beziehung vom Anderen her so zu gestalten, dass dieser *sich selbst besser versteht* (Klaus Dörner[20]).

Die Auswirkungen einer defizitären Arzt-Patient-Kommunikation reichen jedoch sehr viel weiter. Sie berühren das ärztliche Selbstverständnis und damit die ärztliche Grundhaltung und diese wiederum das Verständnis von Krankheit und Gesundheit und die Wahrnehmung des Patienten. Damit fördert sie das Phänomen des »fragmentierten Patienten«[21].

---

17 Maguire, Peter/Piceathly, Carolyn: Key communication skills and how to acquire them, in: British Medical Journal 325 (2002) 697–700. URL: http://bmj.com/cgi/reprint/325/7366/697 (2.8.2010).
18 Maguire/Piceathly (2002).
19 Buddeberg, Claus/Willi, Jürg (Hg.): Psychosoziale Medizin, 2. Aufl. Berlin 1998.
20 Dörner, Klaus: Der gute Arzt. Lehrbuch der ärztlichen Grundhaltung. Stuttgart 2001, 83.
21 Böker, Wolfgang: Arzt-Patient-Beziehung: Der fragmentierte Patient, in: Deutsches Ärzte-

Der fragmentierte Patient

Die vorherrschende Gesprächsführung in der Medizin ist nicht auf eine ganz-
heitliche Beschwerdenerfassung ausgerichtet. Vielmehr zerlegt sie die Patien-
tenäußerungen in *Einzelbeschwerden* und blendet das *Selbstbild* des Kranken,
seine Deutung und Auslegung der Krankheit aus.

Die auf dieser Grundlage in Gang gesetzte, oft rational gar nicht begründbare
umfangreiche Diagnostik liefert dann zwangsläufig *Datensammlungen*, die das
Leiden des Kranken nur bruchstückhaft und unzusammenhängend wiederge-
ben. »Die Grundmelodie menschlichen Leidens wird mehr und mehr übertönt
vom ›Rauschen der Daten‹.«[22] So schildert Wolfgang Böker diesen Prozess.

Der Kranke wird nur noch in Teilaspekten wahrgenommen, nämlich als
fragmentierter Patient. Nun passt er in das Raster der Multiple-Choice-Fra-
genkataloge. Jetzt ist der Patient dort, wo er scheinbar am ökonomischsten
behandelbar ist: im »Kerngeschäft« des Klinikbetriebes. Erst jetzt ist er *insti-
tutionell* wahrnehmbar und verfügbar. Eine klare und einfühlsame *Befundver-
mittlung,* auf die der Patient dringend wartet und absoluten Anspruch hat, tritt
weit zurück hinter die Datensammlung. Der Kranke ist zum passiven, duldenden
Objekt geworden.

Die Konsequenz ist, dass diese Art von kommunikativer Vivisektion kein Bild
eines Kranken aus Fleisch und Blut entstehen lässt. Vielmehr setzt sie nicht
selten erneute Wellen diagnostischer und auch fragwürdiger therapeutischer
Aktionen in Gang. Die konsekutiv wachsenden Datenanhäufungen erweisen
sich am Ende oft nur als Datenfriedhöfe. So kann sich die absurde Situation
ergeben, dass in den letzten Lebenstagen eines Achtzigjährigen mehr Daten
akkumuliert werden, als in den gesamten vorangegangenen achtzig Jahren. Die
Lebens- und Leidengeschichte des Kranken enthalten sie allerdings nicht.

Das Erzählenlassen eines Kranken gilt als tabuisiert, meist mit dem Argument
der Zeitknappheit. Aber, so der Philosoph Odo Marquard: »Denn die Menschen:
das sind ihre Geschichten. Geschichten aber muss man erzählen […] und je
mehr versachlicht wird, desto mehr – kompensatorisch – muss erzählt werden:
sonst sterben die Menschen an narrativer Atrophie.«[23] Dieser sog. »Story Tel-

---

blatt   100   (2003)   A-24-27.   URL: http://www.aerzteblatt.de/v4/archiv/artikel-
druck.asp?id=35041 (2.8.2010).
22 Böker (2003).
23 Zit. n. Schernus, Renate: Abschied von der Kunst des Indirekten – oder: Umwege werden
    nicht bezahlt, in: Jürgen Blume (Hg.): Ökonomie ohne Menschen? Zur Verteidigung der
    Kultur des Sozialen. Neumünster 1997.

ling«-Ansatz hat bei der Bemühung um ethische Entscheidungen am Krankenbett schon seit längerem Eingang in die Bioethik gefunden.[24]

Ein interessanter narrativer Ansatz stammt von Arthur W. Frank.[25] Er verwendet die Metapher des »verwundeten Geschichtenerzählers«. Sie deckt auf, dass Patienten mehr sind als nur Opfer einer Krankheit. Indem sie ihre Krankheiten als Geschichten erzählen, eröffnet sich ihnen die Chance einer neuen Orientierung nachdem vielleicht ihre bisherige Welt zusammengebrochen ist. Auf diese Weise wird der Kranke selbst zum Heiler. Die Geschichten der Patienten sind dann mehr als Berichte über ihr persönliches Leiden, sie beinhalten auch die Chance, moralische Einsichten zu entwickeln. Früher oder später, schreibt Frank, der selbst an Krebs erkrankt war, wird jeder zum »wounded storyteller«, zum verwundeten Geschichtenerzähler.

Diese zuvor geschilderte Form der Befunderhebungstechnik zehrt überproportional am *Zeitbudget* des Arztes, das ja in der Regel weitgehend festgelegt ist. Die Formalisierung und Verknappung des Gesprächsanteils erfolgt allmählich quasi reflektorisch. Sie ist aber genau der falsche Ansatz zur Ökonomisierung ärztlichen Handelns. Das Gespräch als »betriebswirtschaftlicher Luxus« wird Opfer missverstandener »Sparmaßnahmen«. Was dann als ökonomisch verträgliche Medizin erscheint, ist in Wahrheit ärztlich und menschlich eine Bankrotterklärung. Eine junge Berliner Ärztin, die zu ihrem Chef geht, weil sie mit ihrer Arbeit nicht zu Rande kommt, erhält den schulterklopfenden Ratschlag, sie solle doch einfach weniger mit ihren Patienten reden.

Der durch mehrfache Klinikaufenthalte erfahrene (fragmentierte) Patient lernt allmählich, dass von ihm am ehesten eine knappe, am Körperlichen orientierte Leidensschilderung in »Berichtsform« erwartet wird (Johanna Lalouschek[26]). Übernimmt er diese Kommunikationsform, gilt er als angenehmer Patient. Die Aneignung ärztlicher Ausdrucksweisen durch den Patienten kann dann eine nicht ungefährliche, aber selten realisierte Beziehungsfalle zwischen Arzt und Patient etablieren. Diese Begegnungsform zwischen Arzt und Patient ist trügerisch. Sie gaukelt einer Form der Patientenautonomie vor, die eigentlich nur ein Autonomieplacebo darstellt. Sie unterbindet das Wachsen von Vertrauen, sie gewährt dem Kranken kein Gefühl der Geborgenheit. Im Gegenteil: sie fördert den schleichenden Prozess der Isolation und Distanzierung. In den babylonischen, stummen Festungen der Hochtechnologie geht es einsam zu.

---

24 Ritschl, Dietrich: Das »Storykonzept« in der medizinischen Ethik, in: Hans-Martin Sass (Hg.): Güterabwägungen in der Medizin. Heidelberg 1990, 156–167.

25 Frank, Arthur: The Wounded Storyteller. Body, Illness and Ethics. Chicago 1995.

26 Lalouschek, Johanna: Ärztliche Gesprächsausbildung. Eine diskursanalytische Studie zu Formen des ärztlichen Gesprächs. Opladen 1995/Radolfzell 2002. URL: http://www.verlag-gespraechsforschung.de/2002/pdf/medizin.pdf (2.8.2010).

Heidegger gebraucht das Bild von der Sprache als dem »Haus des Seins«[27]. Ohne Sprache ist der Mensch ein un-behauster, ungeborgen, grenzenlos einsam. »Ohne die Sprache«, so Hegel, »wäre nur die bewusstlose Nacht«.[28] Hans-Georg Gadamer schreibt: »Sein, das verstanden werden kann, ist Sprache.«[29]

Schon in der Grundsatzrede von Karl Jaspers aus dem Jahre 1958 »Der Arzt im technischen Zeitalter« kommt diese Verlorenheit des kranken Menschen zum Ausdruck:

> »Die Diagnostik geschieht durch immer zahlreicher werdende Apparate und Laboratoriumsuntersuchungen. Die Therapie wird zur errechenbaren, immer komplizierter werdenden Anwendung der Mittel für den durch diese diagnostischen Daten erschöpften Fall. Der Kranke sieht sich in einer Welt von Apparaten, in der er verarbeitet wird, ohne dass er den Sinn der über ihn verhängten Vorgänge versteht. Er sieht sich Ärzten gegenüber, deren keiner *sein* Arzt ist.«[30]

Die fragmentierte Wahrnehmungsweise des Kranken bleibt schließlich nicht ohne Folgen für den Arzt selbst. Der nur »Bruchstücke« sammelnde Arzt verliert allmählich die Fähigkeit, Befunde in einem der Individualität des Kranken entsprechenden Zusammenhang zu bringen, »Übersetzer« für den Kranken zu werden, ihn als leidende Person wahrzunehmen. Schließlich ist er selbst zum »fragmentierten« Arzt geworden. Dies hat Auswirkungen auf sein Rollenverständnis und -gehabe.

Was in unserer *Sprache* nicht vorkommt, weil wir es nicht hineingenommen haben, fehlt in unserer Wirklichkeit und Wahrnehmungswelt. Das *Nichtzulassen von Gefühlen* verlangt nach Abwehrstrategien. Coole superprofessionelle Attitüde, Zynismus und vorgeblich ständiger Zeitdruck sind nicht selten das Resultat. Dabei zeigt sich im Übrigen, dass Deutschland hinsichtlich der ärztlichen Gesprächsdauer in Europa das Schlusslicht bildet. Die durchschnittliche Gesprächsdauer in der Praxis beträgt in der Schweiz 15,6 min, in den Niederlanden 10,2 und in Deutschland 7,6 min.[31]

---

27 Heidegger, Martin: Brief über der Humanismus (1947), in: ders.: Gesamtausgabe, Bd. 9. Frankfurt/M. 1976, 333.
28 Zit. n. Stierlin, Helm: Zwischen Sprachwagnis und Sprachwirrnis, in: Paul Watzlawick/Peter Krieg (Hg.): Das Auge des Betrachters. München 1991.
29 Gadamer, Hans-Georg: Wahrheit und Methode. Tübingen 1960.
30 Jaspers, Karl: Der Arzt im technischen Zeitalter, in: Klinische Wochenschrift 36 (1958) 1037–1043, hier: 1039.
31 Deveugele, Myriam et al.: Consultation length in general practice: cross sectional study in six European countries, in: British Medical Journal 325 (2002) 472–477. URL: http://bmj.com/cgi/reprint/325/7362/472.pdf (2.8.2010).

Das Verschwinden des Dialogischen[32]

Jeder Versuch, Kommunikation immer stärker auf Informationsvermittlung und Erzielung eines »informed consent« zu reduzieren, bewirkt ein Verkümmern des dialogischen Denkens. Dieses wurde in den zwanziger Jahren des vorigen Jahrhunderts von den »Philosophen des Dialogs« wie Ferdinand Ebner, Martin Buber[33], Franz Rosenzweig, Gabriel Marcel und Viktor von Weizsäcker entwickelt, dem auch der Begriff der »sprechenden Medizin« zugeschrieben wird. Dem dialogischen Denken ist die Einsicht zu verdanken, dass die personale Wirklichkeit des Menschen nicht in der Entfaltung der Autonomie des Subjekts zu suchen ist, sondern in der Beziehung von Subjekt zu Subjekt, vom Ich zum Du, und dass sich diese Beziehung grundlegend in der Sprache, im Dialog realisiert.[34] Menschliche Personen, hat Guardini sinngemäß gesagt, gäbe es nicht »in der Einzahl«. Noch am ehesten haben Psychiatrie und Psychotherapie der Einsicht vom dialogischen Charakter der menschlichen Person Rechnung getragen, so zum Beispiel Hans Trüb.[35]

Untermauert wurden diese Erkenntnisse durch Ergebnisse der Entwicklungspsychologie und physiologische Experimente mit Einschränkung von Sinnesreizen oder Isolation. Sie alle zeigten, dass Menschen weder körperlich noch seelisch das gänzliche Fehlen von Kommunikation mit anderen überstehen können.[36] Im Grunde sind diese Erkenntnisse nicht neu. Frater Salimbene aus Parma berichtet in seiner Chronik über Kaiser Friedrich II, der die Ursprache des Menschen herausfinden wollte.[37] Zu diesem Zweck ließ er mehrere Kinder von Geburt an von Ammen aufziehen, die den Auftrag hatten, sich der Kinder in jeder Weise anzunehmen, aber nicht in ihrer Gegenwart zu sprechen. Der Kaiser hoffte auf diese Weise herauszufinden, ob die Kinder spontan beginnen würden Hebräisch, Arabisch, Griechisch oder Latein zu sprechen. Leider scheiterte das Experiment kläglich: »Es war verlorene Mühe, denn die Kleinen starben alle.«[38]

---

32 Geisler, Linus: Sprachlose Medizin? Das Verschwinden des Dialogischen, in: Imago Hominis. Quartalsschrift des Instituts für Medizinische Anthropologie und Bioethik IV (1997) 47 – 55. URL: http://www.linus-geisler.de/artikel/97imagohominis_sprachlose.html (2. 8. 2010).
33 Buber, Martin: Das dialogische Prinzip. Heidelberg 1979.
34 Langemeyer, B.: Die Entdeckung des Dialogischen in den menschlichen Beziehungen, in: Sprachlose Medizin? Referate des fünfzehnten Ärztetages im Bistum Essen. St. Augustin 1982.
35 Trüb, Hans: Heilung aus der Begegnung. Eine Auseinandersetzung mit der Psychologie C. G. Jungs. Stuttgart 1952.
36 Gadamer, Hans Georg/Vogler, Paul: Neue Anthropologie. Stuttgart 1975.
37 Heinisch, Klaus J. (Hg.): Kaiser Friedrich II. Sein Leben in zeitgenössischen Berichten. München 1994, 196 – 200: »Denn sie könnten nicht leben ohne das Händeklatschen und Winken, das fröhliche Lächeln und die Koseworte ihrer Ammen und Nährerinnen …«.
38 Watzlawick/Beavin/Jackson (2000).

Im Übrigen soll Herodot über einen ähnlichen Versuch in Ägypten berichtet haben.

Dialogisches Denken ist von Anfang an auf *Gegenseitigkeit* in der Beziehung begründet. Das für die Arzt-Patient-Beziehung Wesentliche wurzelt in der im dialogischen Denken geforderten Grundhaltung, die unter anderem *Zuwendung* und *Gesprächsfähigkeit* einschließt. Die Untrennbarkeit von Vertrauen und Zuwendung zum Du wird als wesentliche Voraussetzung für dialogisch motiviertes Handeln verstanden. Der österreichische Philosoph Peter Kampits sieht im dialogischen Prinzip die Möglichkeit, den heute sehr aktuellen Spannungsbogen zwischen Paternalismus und Autonomie in der Arzt-Patient-Beziehung aufzulösen.[39]

Kommunikationsstörungen und -defizite in der modernen Medizin haben eine Art Doppelnatur. Sie sind sowohl Ursache als auch Symptom einer sich paradigmatisch ändernden Medizin, die sich mehr und mehr vom Prinzip der Fürsorge entfernt und starre Autonomiekonzepte verfolgt, in denen der vorgeblich mündige Kranke in eine scheinbar grenzenlose Selbstbestimmungsfreiheit gerät, der er keineswegs immer gewachsen ist und von der er nicht erkennt, dass sie auch Phänomene der Verantwortungsverlagerung enthält. In einem Klima der Geschäftlichkeit, in der nicht Ärzte Patienten behandeln, sondern Leistungserbringer Kunden versorgen, wo Verträge statt Vertrauen die Handlungsmaximen bestimmen, findet eine Ethik der Fürsorge keinen Raum, ist Geborgenheit ein Fremdwort.[40]

Woher die Sprachlosigkeit?

Dass Arztsein vor allem ein sprechender Beruf ist, wird von dem Faszinosum einer Medizin radikaler Machbarkeit überblendet. Sprachliche Kollateralschäden fallen kaum auf. »Uns interessiert der Patient nur, wenn er auf dem OP-Tisch liegt« ist die ärztliche Auskunft, die die Mutter eines frisch Herz-Lungen-transplantierten Sohnes in einem großen deutschen Transplantationszentrum erhält[41]. »Haarverlust ist doch kein Ich-Verlust«, so wird eine durch Chemotherapie kahl gewordene krebskranke Frau belehrt[42]. Die Interpretation eines

---

39 Kampits, Peter: Das dialogische Prinzip in der Arzt-Patient-Beziehung. Passau 1996.
40 Haker, Hille: Feministische Bioethik, in: Marcus Düwell/Klaus Steigleder (Hg.): Bioethik. Eine Einführung. Frankfurt/M. 2003, 168–183.
41 Persönliche Mitteilung der Mutter (2003).
42 Tausch, Anne-Marie: Gespräche gegen die Angst. Krankheit – ein Weg zu leben. Reinbek 1997.

angiographischen Befundes durch den Kardiologen lautet: »Dieses eingeengte Blutgefäß ist ein Witwenmacher«[43].

Was steht hinter solchen Äußerungen? Herzlosigkeit? Gedankenlosigkeit? Wahrscheinlich nicht, sondern eher ein beklemmender Gesichtsfeldausfall im zentralen Bereich des ärztlichen Blickfeldes. Noch immer bestimmt weithin die vielfach beschworene »Silent World of Doctor and Patient«, die der Psychoanalytiker und Jurist Jay Katz[44] in dem gleichnamigen Werk bereits 1984 subtil dargestellt hat, die Beziehung zwischen Arzt und Patient. Was bringt Ärzte dazu, sich in einer Art Tunnelblick dem Kranken anzunähern, ihn fragmentarisch zu erfassen, sprachlich zu entmündigen und seine Selbstauslegung, seine Befindlichkeit und seine Krankheitsausdeutung auszublenden? Ärzte werden ja nicht geboren, um als unsensible Biotechniker ihren Beruf zu betreiben. Im Gegenteil: Eine Studie von Guido Schmiemann an der Universität Göttingen an 700 Medizinstudenten hat gezeigt, dass die meisten Studenten am Beginn des Studiums stark an der psychosozialen Situation der Patienten interessiert sind. Reziprok zur Zunahme an »biologischem Wissen« kommt es dann allerdings im Verlauf des Studiums zu einem ansteigenden Verlust an kommunikativer und psychosozialer Kompetenz.[45]

Das Medizinstudium erzieht zu sogenannter »wissenschaftlicher Objektivität«. Es ist somatisch-, fakten- und leistungsorientiert. Anstatt für die Wichtigkeit kommunikativer Prozesse zu sensibilisieren, stellt es eher ein »konsequentes Desensibilisierungsprogramm« gegenüber kommunikativen Prozessen und der psychosozialen Wirklichkeit von Patienten dar.[46] Kommunikative Kompetenz wird nicht gelehrt. Trotz exponentiell wachsender ethischer Probleme in der Medizin werden ethische Grundbegriffe kaum oder nur unzureichend vermittelt.

Das Studium wird nicht selten als altmodischer Frontalunterricht praktiziert, patientenfern, theoretisch überfrachtet, in unzusammenhängende Fächer gesplittet. Die Herangehensweise an Krankheitsbilder orientiert sich am unsäglichen Multiple-Choice-Fragenkatalog des Staatsexamens, der lediglich unzusammenhängenden Wissenserwerb und passive Wissensreproduktion zulässt (bundeseinheitlich 870 MC-Fragen[47]).

Der angehende Arzt gerät in einen klinischen Alltag, der die Richtigkeit dieser Ausbildung zu bestätigen scheint und von ihm kaum kommunikative Kompe-

---

43 Lown (2002) 103.

44 Katz, Jay: The Silent World of Doctor and Patient. New York 1984.

45 Studium: Patientengespräche immer unwichtiger, in: Ärzte Zeitung (30.5.2001).

46 Helmich, Peter et al.: Psychosoziale Kompetenz in der ärztlichen Primärversorgung. Heidelberg 1991, 123.

47 Clade, Harald: Reform des Medizinstudiums: Ein langer Weg, in: Deutsches Ärzteblatt 99 (2002) A-1189.

tenz erwartet. Wie sollte er fähig sein, seine *defizitäre Sicht auf den kranken Menschen* wahrnehmen zu können? Rationalisierungszwänge und ökonomische Pressionen bestärken ihn weiter in seinem Verhalten und üben eine subtile systemstabilisierende Funktion aus. Diese wiederum schlägt zurück auf das Ausbildungssystem und erklärt dessen unglaubliche Rigidität und Resistenz gegenüber wirklich tiefgreifenden Reformen.

Nirgendwo finden sich begeisternde Vorbilder oder gar »Meister«, die Halt geben, keine Lehrer, die Schulen begründen, sondern eher durch Fach-Enge deformierte, mäßig engagierte Dozenten. Die gegenwärtige Jungärzte-Generation sei die wahrscheinlich am schlechtesten ausgebildete deutsche Ärzte-Generation aller Zeiten, befindet der Wissenschaftsjournalist Grätzel von Grätz.[48] Wer so ins ärztliche Leben entlassen wird, kann leicht den Kranken als Angst machenden Fremdling erleben und wird selbst als Fremder erlebt. Das Bild des Arztes als Freund des Kranken erscheint dann nur noch als nostalgisches Relikt.[49]

Die Zahl der Absolventen des Medizinstudiums ist in den vergangenen Jahren deutlich zurückgegangen. Jährlich brechen in Deutschland 2400 junge Menschen das Medizinstudium ab, viele wechseln das Studienfach. Jeder zweite Medizinstudent wird später nicht als Arzt arbeiten, sondern in nichtkurative Berufe ausweichen wie Pharmaindustrie, Krankenhausmanagement, Unternehmensberatungen oder Forschung.[50] Während der angehende Medizinstudent vor einer Generation nichts sehnlicher erwartete als den ersten Kontakt mit einem Kranken, geht heute die Hälfte der neuen Ärzte auf Abstand zum Patienten. Der Arzt als Distanzberuf? Wie ein vorauseilendes Burnout-Syndrom wirkt diese Entwicklung.

In diesem Spannungsfeld zwischen Kundendienst, Wissenschaftlichkeit und Kostendämpfung, in dem die Medizin zunehmend agieren muss, wird die Identitätsfindung der Beteiligten immer schwieriger. Insbesondere Berufsanfänger und jüngere Ärzte erleben die Ökonomisierung ihres Berufs als enttäuschend und traumatisch. Die Verwaltung von Krankheit scheint wichtiger zu sein als ihre Behandlung. Als »Geschichtenerzähler oder Jongleur« komme sie sich vor, schreibt eine junge Kollegin, wenn sie statt Patienten zu betreuen, am Computer die für das Haus kostenträchtigste Hauptdiagnose zu finden versuche. »Nicht selten behandele ich nur Diagnosen auf dem Papier – und erreiche dabei

---

48 Grätzel von Grätz, Ph.: Jung-Mediziner sagen öfter ja zu einer Karriere ohne weißen Kittel, in: Ärzte Zeitung (31. 10. 2002).

49 Geisler, Linus: Am Horizont der Mangel, in: Frankfurter Rundschau (17. 12. 2002) 2. URL: http://www.linus-geisler.de/art2002/1217fr-medizinstudium.html (2. 8. 2010).

50 Nachwuchs läuft der kurativen Medizin weg, in: Ärzte Zeitung (20. 6. 2001).

gar nicht den Menschen«, klagt ein Berliner Assistenzarzt.[51] Der Einbruch der Ökonomie in ärztliches Handeln rückt den Kranken zunehmend aus dem Blickfeld und wird zum Nährboden für schizoide Selbstbilder des Arztes.

Auseinanderfallende Menschenbilder und Verstörungen im Rollenverständnis irritieren die Suche der Heilberufe nach ihrer Identität. Sie zu artikulieren erscheint im System einer hochtechnisierten Medizin immer schwieriger. Das Resultat ist eine auffallende Aphasie der Handelnden, was ihr Selbstverständnis angeht, und ein kompensatorisches Getriebensein mit Tunnelblick. Wer den Klinikalltag tretmühlenhart erlebt, schleift sich selbst allmählich bis zur Farblosigkeit ab. Der amerikanische Assistenzarzt Frank Huyler beschreibt dieses Phänomen in seinem Buch »Notaufnahme. Geschichten zwischen Leben und Tod« folgendermaßen: »Keine großen Einsichten, keine besondere Freundlichkeit, keine ungewöhnlichen Fähigkeiten, kein Anzeichen von Zufriedenheit oder Einsamkeit, keine Spur von Visionen oder Träumen« [...].[52]

Reform des Medizinstudiums?

Die neue Approbationsordnung soll eine der umfangreichsten Reformen des Studiums seit 1970 bewirken. Ziel ist es, für die Studierenden einen stärkeren Praxisbezug bereits ab Beginn des Studiums anzuvisieren. Kernstücke der Reform sind eine Akzentuierung des Kleingruppenunterrichts, eine bessere Verzahnung von vorklinischem (theoretischem) mit klinischem (praktischem) Unterricht und Wissen und ein verstärkt fächerübergreifend Unterricht. Zugleich soll die Vermittlung sozialer Kompetenzen nachhaltig gefördert werden. In sog. Querschnittsbereichen sollen die Inhalte themenbezogen, patientenausgerichtet, problemorientiert und fächerverbindend vermittelt werden. Prävention, Gesundheitsförderung, Medizinethik und vor allem die Allgemeinmedizin sollen besser in den Unterricht einbezogen werden[53]. Diese Reformansätze sind alles in allem zu begrüßen. Sie könnten die Vermittlung von theoretischem Wissen und auch praktischen Fähigkeiten durchaus verbessern. Der Schwachpunkt aber wird dort deutlich, wo es um die Vermittlung einer ärztlichen Grundhaltung geht, die ihre Grenzen nicht in naturwissenschaftlichen Fakten findet sondern ausgerichtet ist auf den jeweils einen Patienten aus »Fleisch und Blut«, die die Selbstauslegung seines Krankseins in die Entscheidungsfindungen einbezieht und die versucht, der Einmaligkeit seines Leidens gerecht zu werden.

---

51 Müller-Schubert, Antje: Ökonomisierung des Arztberufes, in: Berliner Ärzte 39/Heft 7 (2002).
52 Huyler, Frank: Notaufnahme. Geschichten zwischen Leben und Tod. 2. Aufl. München 2002.
53 Clade (2002).

Dieses Grundproblem der neuen Approbationsordnung wird jetzt schon deutlich. In einem Kommentar zu den Reformansätzen heißt es: »Für die Vermittlung einer adäquaten emotionalen und ethischen Haltung werden vermehrt Vorlesungen und Seminare angeboten sowie entsprechende Abteilungen eingerichtet. Dabei ist unstrittig, dass der Umgang mit Patienten und Krankheit immer noch durch die Vorbildfunktion älterer Kollegen und Vorgesetzter vermittelt wird (oder nicht), nicht aber theoretisch beigebracht werden.«[54]

Auf der Suche nach dem »Neuen Arzt«

Nur der heile Arzt kann heilen. Das ist nicht der durch Systeme und Reglementierungen paralysierte, zum Dienen unfähige Arzt. Der heile Arzt ist zu jener inneren Polarität fähig, die durch Freiheitsbewusstsein einerseits und Bereitschaft zum Dienen andererseits bestimmt wird.

Der Philosoph Ludwig Wittgenstein kommt zu der Erkenntnis: »*Die Grenzen meiner Sprache* bedeuten die Grenzen meiner Welt.«[55] Dies erklärt, warum die Grenzen einer stumm gewordenen bombastischen High-Tech-Medizin manchmal so kläglich eng erscheinen. Der sprachlose Arzt ist ein gefährlicher Arzt. Eine Chance, eine Neustrukturierung der Arzt-Patient-Beziehung einzuleiten liegt deshalb in der Stärkung des dialogischen Prinzips, in der Förderung kommunikativer Kompetenzen durch Studium und Ausbildung, in der Höherbewertung sprachlicher Fähigkeiten.[56]

Die Voraussetzung ist allerdings ein Wandel des ärztlichen Selbstbildes. Ich sehe diesen neuen Arzt von morgen vor mir: freiheitsbewusst und zuwendungsbereit, mit Zivilcourage und befähigt, mit dem wichtigsten Instrument des Arztes gekonnt umzugehen: der Sprache.[57] Ich sehe aber auch, dass der Weg dahin schwierig und in seinem Verlauf in weiten Teilen noch zu beschreiben ist.

---

54 Jocham, Dieter/Schulze, Johannes/Schmucker, Peter: Medizinstudium: Wunschzettel für die Reform, in: Deutsches Ärzteblatt 99 (2002) A-912-914. URL: http://www.aerzteblatt.de/v4/archiv/artikel.asp?id=31072 (2.8.2010).
55 Wittgenstein, Ludwig: Tractatus logico-philosophicus, Satz 5.6, in: ders.: Werkausgabe, Bd. 1. Frankfurt 1997, 67.
56 Geisler, Linus: »Die Liebe verkümmert«. Wohin steuert die Hightech-Medizin?, in: Der Spiegel (17. April 2000) 176–179. URL: http://www.linus-geisler.de/artikel/0004spiegel_interview.html (2.8.2010).
57 Geisler, Linus: Plädoyer für einen »Neuen Arzt« – Arzt-Patient-Beziehung im Wandel, in: Dr. med. Mabuse 28/Nr. 142 (März/April 2003) 34–37. URL: http://www.linus-geisler.de/art2003/03mabuse-arzt.html (2.8.2010).

Stefan Emondts

Wider die Kapitulation vor funktionalen Zwängen. Die Arzt-Patienten-Beziehung in der Sicht Viktor von Weizsäckers

Über die Arzt-Patienten-Beziehung aus der Sicht Viktor von Weizsäckers zu schreiben, heißt: darüber zu schreiben, zu welchen Einsichten ein erfahrener Arzt und tiefgründiger Denker in Bezug auf diese ursprüngliche Begegnungssituation von Arzt und Krankem gekommen ist. Die zentrale Frage dieses Beitrags lautet: Was ist die Arzt-Patienten-Beziehung? Was macht sie aus? Welche Strukturmomente charakterisieren sie?

Zur Biografie

In Kürze einige wenige biografische Angaben[1]: Viktor von Weizsäcker wurde 1886 in Stuttgart geboren. Er studierte in Tübingen, Freiburg und Heidelberg Medizin. Nach experimentellen pathophysiologischen, sinnesphysiologischen und neurologischen Forschungen wurde ihm 1920 die Leitung der Nervenabteilung der Inneren Klinik an der Universität Heidelberg übertragen. Im Jahr 1941 übernahm Viktor von Weizsäcker den angesehenen neurologischen Lehrstuhl von Otfried Foerster in Breslau. Nach Kriegsende wurde ihm ad personam in Heidelberg ein Lehrstuhl für Allgemeine Klinische Medizin eingerichtet, den er bis zu seiner Emeritierung 1951 innehatte. Viktor von Weizsäcker starb im Jahr 1957 in Heidelberg. Nun kann man diesen Menschen nicht vorstellen, ohne wenigstens einige seiner herausragenden und prägenden Gesprächspartner zu nennen. Viktor von Weizsäcker verband aus Studienzeiten eine Freundschaft zu Franz Rosenzweig, dem jüdischen Religionsphilosophen. Er wurde geprägt durch die südwestdeutsche Philosophie des Neukantianismus.

---

1 Vgl. Jacobi, Rainer-M. E.: Gegenseitigkeit und Verantwortung. Viktor von Weizsäckers Beitrag zur medizinischen Ethik, in: Andreas Frewer/Josef Neumann (Hg.): Medizingeschichte und Medizinethik. Kontroversen und Begründungsansätze 1900–1950. Frankfurt/M. 2001, 276–310, hier 280–283; vgl. auch: Benzenhöfer, Udo: Der Arztphilosoph Viktor von Weizsäcker. Leben und Werk im Überblick. Göttingen 2007; http://www.viktor-von-weizsaeckergesellschaft.de (2.8.2010).

In engerem Kontakt stand Viktor von Weizsäcker zu Hans Ehrenberg, Max Scheler, Martin Buber sowie Romano Guardini und Josef Wittig. Sein besonderes Interesse galt der Psychoanalyse Sigmund Freuds, mit dem er 1926 in Wien zu einem intensiven Gespräch zusammen traf.

Stellenwert und Reflexionsansatz der Arzt-Patienten-Beziehung bei Viktor von Weizsäcker

Zum Arzt muss jeder ab und an. Bei wem würde dieses Thema keine Assoziationen und persönlichen Erinnerungen wecken? Denn das Zusammentreffen Arzt-Patient ist in aller Vielfältigkeit der Verläufe stets ein ganz konkretes. Selbstverständlich hat die Moraltheologin Ulrike Kostka Recht, wenn sie in ihrer Studie »Der Mensch in Krankheit, Heilung und Gesundheit im Spiegel der modernen Medizin« aus dem Jahr 1999 schreibt: »Bei einem Vergleich der Weizsäckerschen Aussagen über die Arzt- und Krankenrolle in ihrer gemeinsamen Beziehung fällt bei genauer Betrachtung auf, dass die Bestimmung der Arztrolle im unmittelbaren Vergleich einen größeren Raum einnimmt. Die ärztlichen Haltungen und Handlungen werden detailliert analysiert und ausformuliert. Die Krankensicht wird hingegen eher in einer allgemeineren Perspektive beschrieben. Ein entscheidender Grund dafür liegt sicherlich darin, dass Weizsäcker die Arzt-Patienten-Beziehung aufgrund seiner eigenen Position und Biographie aus der Sicht und der Erfahrung des Arztes betrachtet.«[2]

Einschränkend möchte ich sagen: Kostka trifft etwas Richtiges, insofern ihre Äußerung deskriptiv verstanden wird. Problematisch würde es dann, wenn sie als Defizitanzeige verstanden werden wollte. Denn ich halte es für eine Stärke von Weizsäckers Beitrag zur Analyse des Phänomens der Arzt-Patienten-Beziehung, dass er ihn klar und deutlich aus dem Kontext seiner ärztlichen Erfahrungen entfaltet. Er macht gerade nicht den Versuch, einen olympischen, »objektiven« Blickwinkel einzunehmen und die Beziehung Arzt-Patient aus der Vogelperspektive zu beschreiben. D.h. er weiß um den im denkenden Subjekt mitgegebenen Grenzwert des Erkennens. Gleichwohl ringt er nach Kräften darum, die Beziehung, also den eröffneten Zwischenraum zwischen den beiden Begegnenden, zu sehen und zu denken. Eingangs seines 1928 gehaltenen Vortrags »Kranker und Arzt« formuliert Weizsäcker: »Und nur in dieser Spannung von intimstem und kleinstem Splitter des Krankseins und der Arzthandlung einerseits und unverwandter Blickrichtung auf das Immerwährende und Ewige sol-

---

2 Kostka, Ulrike: Der Mensch in Krankheit, Heilung und Gesundheit im Spiegel der modernen Medizin. Münster 1999, 255.

cher Situationen andererseits – nur in solcher Spannung ist die Aufgabe, die mein Thema stellt lösbar«.[3]

Wie zentral in Weizsäckers Denken die Arzt-Patienten-Beziehung ist, verdeutlicht auch seine zwei Jahrzehnte später, in den *Grundfragen medizinischer Anthropologie* getroffene Aussage:»Der immer wiederkehrende Gedanke war, daß die wesentliche Beschreibung der Medizin im Verhältnis von Arzt und Kranken enthalten sei, und dieser Gedanke formulierte auch eine Erfahrung. Trotz dieser empirischen Haltung ist klar, dass damit ein entscheidender Gegensatz zur objektiven Form der Naturwissenschaft gebildet war. Antithetisch ist auch das weitere Schicksal der medizinischen Anthropologie geblieben.«[4]

Idealtypische Beschreibung einer Begegnung Arzt-Patient

Im Folgenden möchte ich den Versuch unternehmen, vorab eine kleine Struktur-Skizze zu verfertigen von der Begegnung zwischen Arzt und Patient, wie Weizsäcker sie reflektiert. Das Initiationsmoment der Arzt-Patient-Begegnung ist die Notäußerung des Kranken, durch die der Arzt sich als in die Verantwortung gerufen erfährt.»Ein ruhiges Schauen im Anblick des in Schmerzen sich Krümmenden ist ja nicht möglich. Ich muß ihn fliehen, oder mein Haupt verhüllen, mich schämend, dass dies Furchtbare geschehen kann, gleichsam Schuld empfindend, dass meinesgleichen solches zustößt – oder ich muß mich hinwenden und muß etwas tun, und sei es das Zwecklose und Untaugliche.«[5] Diese Anfrage, die der Notleidende für den Arzt ist, spielt sich nicht auf der Ebene des Denkens ab. Ein wirkliches Verständnis dieses Anrufes ereignet sich allein dort, wo der Arzt nicht mit dem Kopf, sondern unmittelbar versteht, was dem Kranken Not tut.[6] Aus diesem Verstehen heraus gilt es sich wortwörtlich in An-spruch nehmen zu lassen und eine Antwort zu entwickeln, die Hand und Fuß hat. Damit es dazu kommt, bedarf es als Erstreaktion des Arztes für gewöhnlich der richtigen Fragen. In dem Aufsatz»Der Arzt und der Kranke«, der in der Zeitschrift»Die Kreatur« (1926) erschienen ist, bezeichnet Weizsäcker das Fragen als erste ärztliche Handlung. Auf die Selbsterklärung»ich bin krank« des Patienten erfolge beim guten Arzt keine Untersuchung, sondern eine Frage:»wo fehlt es dir?«»Mit der Frage: wo fehlt es dir? ist die Sachlichkeit und das Urphänomen des Arztseins in die Wirklichkeit eingeführt.«[7] Daraus folgert

---

3 Weizsäcker, Viktor von: Gesammelte Schriften. Frankfurt 1986 – 2005, im Folgenden: VvW: Gesammelte Schriften V, 222 (Kranker und Arzt 1928).

4 VvW: Gesammelte Schriften VII, 255 (Grundfragen medizinischer Anthropologie 1948).

5 VvW: Gesammelte Schriften V, 28 (Die Schmerzen: Die Kreatur 1926).

6 Vgl. VvW: Gesammelte Schriften V, 16 (Der Arzt und der Kranke: Die Kreatur 1926).

7 AaO 24.

Weizsäcker, dass nicht die Krankheit der einzige und erste Gegenstand ärztlichen Handelns sei, sondern ein kranker Mensch. Aufgabe des Arztes sei es somit,
sich der Person des Kranken zuzuwenden, also dem, »was ontologisch gar nicht
Objekt ist, sondern eben Subjekt ist. Wir können diese Art der Beziehung noch
besser formulieren, wenn wir uns klar werden, daß eine solche erweiterte
ärztliche Handlung in sich schließt den Verzicht auch des Arztes auf ein Stück
Eigenwillen, Autonomie, gesetzgebende Vernunft, wie sie eben im Begriff aller
Objektivität liegt (das eben doch ist Kants Entdeckung vom Wesen der Objektivität).«[8]

In der Klinischen Vorstellung Nr. XXX, die von Weizsäcker in seiner Breslauer
Zeit an das Ende seiner Fall-Sammlung zur Stärkung des »Prinzip[s] der Erfahrung« stellte, heißt es: Zur Einführung des Subjekts »gehört auch eine Haltung der Unbefangenheit gegenüber dem Kranken und seinen Erscheinungen,
vor allem gegenüber seinen eigenen Erfahrungen und Wahrnehmungen dazu.
Subjekt ist es doch zunächst sich selbst, und darum hören wir ihm so gerne zu,
wenn wir begriffen haben, daß *seine* Erlebnisse zum Wesen der Krankheit gehören.«[9] Dazu noch einmal Viktor von Weizsäcker: »Die erste Frage des Arztes
lautet …: ›wie geht es?‹ Und der Kranke antwortet: es geht ›schlecht‹, oder
›besser‹, oder ›gleich‹ oder ›gut‹. Das heißt doch offenbar, dass die Krankheit
und der kranke Mensch eine unvorhersehbare Entwicklung nehmen, und dass
diese Unvorhersehbarkeit zu seinem Wesen gehört.«[10]

Ein weiterer eindrucksvoller Beleg für die Bescheidung, die der Arzt – der
Wirklichkeit entsprechend – walten lassen sollte, liegt in dem Aufsatz »Über
Medizinische Anthropologie« aus dem Jahre 1927 vor: »Nicht Reparatur ist das
letzte Ziel, sondern der Werdegang, der Stufengang des Kranken zu seinem
metaphysischen Endziel, zu dem der Arzt aber als ein wahrer Sokratiker nicht
hindeuten, nicht hinschieben, nicht hinzeigen darf. Denn er ist weder Führer
noch Deuter, noch Weiser, sondern er ist ein Arzt, d. h. kein Bewirker, sondern
ein Ermöglicher; er steht nicht über der Entscheidung, sondern mit dem
Kranken *in* der Entscheidung.«[11]

Die Beziehung des Arztes zum Kranken realisiert sich hauptsächlich in der
ärztlichen Taterfahrung und kann deshalb nicht rein abstrakt beschrieben oder
erörtert werden.[12] Es ist ein gemeinsamer Gestaltungsprozess zwischen Arzt und
Krankem.[13] Der Arzt soll dem Kranken helfen, das Ich in seiner Krankheit zu

---

8 VvW: Gesammelte Schriften V, 234 (Kranker und Arzt 1928).
9 VvW: Gesammelte Schriften III, 147, Hervorhebung im Original.
10 VvW: Gesammelte Schriften IX, 209 (Fälle und Probleme 1947).
11 VvW: Gesammelte Schriften V, 192 (Über Medizinische Anthropologie 1927).
12 Vgl. aaO 180.
13 Vgl. aaO 194.

erkennen und sich auf sich selbst, seinen eigenen Weg in und mit der Krankheit zu besinnen.

Dialogisches Verständnis der Arzt-Patienten-Beziehung

In einem nächsten Schritt werde ich verschiedene Begriffsbildungen und begriffliche Kontexte vorstellen, mittels derer Weizsäcker im Laufe seines Schaffens die Charakteristika der Arzt-Patienten-Beziehung ausgedrückt hat. Ein solches sprachliches Instrument ist die Dialogik, wie sie z. B. vom jüdischen Philosophen und Theologen Martin Buber entwickelt wurde. Weizsäcker selbst benutzt zwar den Terminus »Dialogik« nicht, erreicht aber in verschiedenen seiner Deskriptionen das Gemeinte: nämlich die ärztliche Situation dem Patienten gegenüber wie die Situation des Patienten dem Arzt gegenüber als personal-dialogische aufzufassen. Es handelt sich stets ursprünglich um das Phänomen der Begegnung von Mensch zu Mensch. Dort wo die Wissenschaft sich »dem Menschen selbst« nähert, »wird sie gewahr werden, dass es nicht nur Objekte gibt, die eben nichts als Ding, nichts als ein ›es‹ sind, sondern auch solche, die eben selbst auch ein Innen haben, die auch ein ›ich‹ in ihrem ›es‹ haben, ja ein ich, welches für uns nicht wesentlich ›es‹, sondern wesentlich ›du‹ ist«.[14]

Weizsäcker geht es darum, auf die Tragweite einer Entwicklung der Medizin aufmerksam zu machen, die sich »zu sehr verengt« hat auf »eine naturwissenschaftliche Technik, die den Menschen nur als Objekt behandelt«.[15] Zentrale Absicht ist es, für eine Umkehr des Denkens und eine Änderung im Umgang des Arztes mit seinen Patienten zu werben. Konkret heißt das für den Arzt, dass es darauf ankommt, in seiner Behandlung, die ja zum Heilen des Leidens da ist, den Patienten nicht über das Erleiden der Krankheit hinaus noch einmal in die Rolle des Erleidenden, des passiven Parts zu drängen. Stattdessen gilt es, im Patienten das Subjekt oder besser die andere Person, die andere Freiheit zu erkennen und anzuerkennen. Statt der Reflexion auf die Begegnung selbst steht bei Weizsäcker die Haltung der Begegnung im Mittelpunkt. So etwa, wenn er empfiehlt, danach zu »streben, frühzeitig dem Kranken zu begegnen« und »in der Anerkennung [zu] verharren, dass nicht nur wir dabei ein tätiges Subjekt haben, sondern [...] einem anderen Subjekte gegenüber sind«.[16]

---

14 VvW: Gesammelte Schriften I, 511 (Einleitung zu Kant Der Organismus 1923).
15 VvW: Gesammelte Schriften VII, 104 (Euthanasie und Menschenversuche 1947). Vgl. auch VvW: Gesammelte Schriften VIII, 144: »Wenn Medizin nichts als Naturwissenschaft sein wird, so wird sie gar nicht sein! Denn Medizin steht nicht der Natur gegenüber, sondern dem Menschen gegenüber.«
16 VvW: Pathosophie. Göttingen 1956, 362.

Der Grundvollzug, in dem Begegnung sich gerade auch im Sprechzimmer des Arztes vollzieht, ist die geschehende Wechselrede: »Jetzt ist das Ich gar kein Ich mehr: es wird ein Du für mich. Das Ich [...] kann ja, da es das Subjekt für alles Objekt ist, eben darum niemals selbst Objekt ›werden‹, auch nicht für mich. Aber es kann doch ›für mich‹ werden, nur nicht ›Etwas‹, sondern ›Du‹.«[17] Deutlich wird hier die gedankliche Grenze der Ausarbeitung des Phänomens der Begegnung: Denn das andere Ich wird zum Du *für mich*. Letztlich kommt es bei Weizsäcker nicht zu einer positiven Bestimmung des Phänomens der Intersubjektivität. Weizsäcker sieht auf der einen Seite den Patienten, der seine Geschichte erzählt, und auf der anderen Seite das Subjekt des zuhörenden und fragenden Arztes. Beide Teilnehmer des Dialoges sind in die Krise der Krankheit involviert und eine »Entwicklung des Ausgefragten bedeutet dann stets zugleich eine Entwicklung des Ausfragenden«.[18]

Die Arzt-Patienten-Beziehung als Gestaltkreis

Von Anfang an stellt für Weizsäcker der Gestaltkreis das charakteristische Modell dar, um die Beziehung von Krankem und Arzt, den Umgang eines Menschen mit dem anderen seiner selbst zu beschreiben. Die Gestaltkreislehre, die Wahrnehmen und Bewegen als einheitlichen Akt zusammenfasst, wurzelt keineswegs allein im neurophysiologischen Experiment. Die Erfahrung zwischenmenschlicher Begegnung hat für die Grundidee dieses Modells dynamischer Einheit ebenso Pate gestanden. Umgekehrt konnte diese später von der Theorie des Gestaltkreises aus, wie sie auf Grundlage neurophysiologischer Experimente ausgearbeitet wurde, neu beleuchtet werden.[19]

In den autobiografischen Schriften Weizsäckers heißt es:

> »Für die Idee des Gestaltkreises ist [...] nährend und zeugend gewesen [...] die Erfahrung des Arztes; das Menschenwesen, welches sich hier, in der Begegnung mit dem Kranken enthüllt, könnte man als die erste Erscheinungsweise einer medizinischen Anthropologie bezeichnen, die in abstrakteren Stufen dann zur Theorie des Gestaltkreises [...] hinführte.«[20] Und weiterhin: »Die Idee des Gestaltkreises war gar nichts anderes als die theoretische Abstraktion von der Form des Lebensvorganges, der sich mir in der ärztlichen Beziehung zum Kranken dargestellt hatte.«[21] Vor diesem Hintergrund »entwickelte sich das Bedürfnis, die Beobachtungen [an der Wurzel der Ge-

---

17 VvW: Gesammelte Schriften V, 26 (Der Arzt und der Kranke 1926).
18 VvW: Gesammelte Schriften 5, 92 (Seelenbehandlung und Seelenführung 1926).
19 VvW: Gesammelte Schriften 4 (Der Gestaltkreis. Theorie der Einheit von Wahrnehmen und Bewegen 1940).
20 VvW: Gesammelte Schriften I, 84 (Natur und Geist 1954).
21 AaO 170.

staltkreistheorie] [...] auf das Wesensbild des Menschen zu projizieren. Der Gestaltkreis muß vor allem unter diesem Gesichtspunkt betrachtet werden, denn nur so
versteht man die Entwicklungsgeschichte dieser Idee von einer positivistischen Fär-
bung bis zu ihrem anthropologischen Kern.«[22]

Weizsäcker beschreibt mittels des Gestaltkreises das Geschehen der Begegnung
von Arzt und Patient neu: So radikal entfernt der Kranke dem Arzt als Er-
kenntnisgegenstand ist, so unendlich nah rückt er ihm, »wenn dieser die ärztliche Handlung als eine im Gestaltkreis verbundene Lebensgemeinschaft tut«.[23]
Die gestaltkreisliche Relecture des Arzt-Patienten-Verhältnisses führt zur Formulierung eines therapeutischen Gestaltkreises: »Jetzt sprechen wir vom therapeutischen *Gestaltkreis; er umschließt den Arzt und den Patienten*; er ist *ein
zwei*samer Mensch, *ein* bipersoneller Mensch. *Das* ist die ›Ganzheit der ärztlichen Handlung‹, *das* steckt hinter der Phrase vom Behandeln des ›ganzen
Menschen‹, daß ein therapeutischer Gestaltkreis zwischen Arzt und Patient ge-
staltet werde: nicht dass der ganze Patient Gegenstand werde, sondern dass der
Patient *durch Umfassung des Arztes integriert werde* – wieder: nicht seines
Arztes als ganzen *Menschen*, sondern als ganzen *Arztes.*«[24] Im Gestaltkreis wird
solcherart der Akt der Begegnung abgebildet. Zwischen dem Arzt und dem
Kranken entsteht eine gemeinsame Zeit, ein Wir, ein Miteinander, das von
beiden Teilnehmern mitbestimmt wird.

Das sprachliche Potential, das der Gestaltkreis aufweist, um das Phänomen
der Intersubjektivität zu beschreiben, gründet in dessen Struktur: nämlich zwei
selbständige Akte oder Gegebenheiten als ursprünglich miteinander verbunden
aufzufassen. Das wechselseitige Aufeinander-Einwirken und Einander-Wahr-
nehmen gründen eben nicht im »Unverhältnis«, nicht in einer bloßen Differenz
der beiden Polaritäten. Sie gründen auch nicht in der Bestimmung ihrer Aus-
gangsstellung, die auf totale Verschiedenheit festgelegt ist. Die Gestaltkreislehre
ermöglicht es vielmehr, die Differenz der beiden Pole nicht nur als trennende,
sondern von allem Anfang an als verbindende Differenz zu denken. Der Gestaltkreis vermag begrifflich gerade jene Paradoxie zu fassen, welche die Dialogik im Menschsein gewahrt: dass nämlich Ich und Du, die beide ein Selbst
sind, erst wirklich sie selbst werden im Miteinander, im Ereignis der Begegnung.
Im Hinblick auf die Begegnung von Arzt und Patient heißt das: Arzt und Kranker
gestalten sich gegenseitig neu. Sie treten verändert aus der Begegnung hervor.

---

22 AaO 83.
23 VvW: Gesammelte Schriften V, 193 (Über Medizinische Anthropologie 1927).
24 AaO 189.

Transjektives Verstehen als Struktur der Arzt-Patient-Begegnung

Was von Weizsäcker zur Begegnung Arzt-Patient in ihrem Vollzug ausführt, fasst er besonders in den von ihm geprägten Terminus des »transjektiven Verstehens«. Was meint dieser Begriff, wie wird er gebildet und angewandt? Die für diese Fragen relevanten Textstellen finden sich vor allem in Weizsäckers Beiträgen zur »Kreatur«, die unter der Sammelüberschrift »Stücke zu einer medizinischen Anthropologie« veröffentlicht wurden.[25]

Weizsäcker geht hierbei von dem aus, was Patienten ihm in der Sprechstunde immer wieder gesagt haben: »Ich bin krank.«[26] Ihn bewegt die Frage: Wie findet der Arzt angemessenen Zugang zu dieser Äußerung? Dabei bestreitet er vehement, dass das spontane Verstehen als Resultat eines Denkprozesses aufgefasst werden kann, in dessen Verlauf ich den Anderen in den mir verfügbaren Wissenshorizont einsortiere. »Als der Patient mir sagte ›ich bin krank‹, da wusste ich […] gleich, was er meint; ich habe nicht verstanden, weil ich etwas gedacht hatte, sondern weil ich *ihn* verstanden habe. Der Ursprung dieses Verstehens war gar nicht der, dass ich durch Denken Etwas verstand, sondern der, dass ich Jemand verstand.«[27] Damit begnügt sich Weizsäcker jedoch nicht. Er fragt: »Was heißt aber hier verstehen? Von dem jemand wissen, dass er krank ist? Nein, es heißt etwas ganz anderes: es heißt wissen, dass jener Andere meint oder denkt oder fühlt oder weiß, er sei krank. Verstehen heißt also hier gar nicht das wissen, was ich weiß, sondern wissen, dass und was ein *anderer* weiß.«[28] Es ist die Rede von einem Verstehen, »welches nicht nur kein Denken ist, sondern auch kein Denken von Etwas ist und welches überdies gar nicht *mein* Verstehen ist, insofern gar nicht *ich* das verstehe, was gedacht wird, sondern nur verstehe, dass ein *anderer* das denkt, was er denkt. Wie paradox! Ich verstehe; aber wo ist das Subjekt, wo eigentlich das Objekt dieses Verstehens als *Verstehens*. Das Subjekt ist das Ich des anderen, nicht meines, und das Objekt ist sein Objekt, nicht meines. Ich weiß hier nicht mehr, ob ich dieses mein Verstehen eines Anderen objektiv nennen soll oder subjektiv. Denn es zeigt sich, dass Jemand verstehen und Etwas verstehen zwei ganz unvergleichbare Fälle sind. Weil mein Verstehen gleichsam in den anderen hinüberschlüpft, so wollen wir, um einen Terminus technicus zu besitzen, dieses Jemand-Verstehen ein transjektives nennen.«[29]

Vermutlich gibt es bei Weizsäcker keine Stelle, die das Den-Anderen-Verstehen in seiner Ursprünglichkeit deutlicher herausstellt. Gemeint ist auch, dass die Begegnung mit dem anderen Menschen in mir eine neue Realität evoziert.

---

25 VvW: Gesammelte Schriften V.
26 VvW: Gesammelte Schriften V, 18 (Der Arzt und der Kranke: Die Kreatur 1926).
27 AaO 19.
28 AaO 19–20.
29 Ebd.

Aus der Begegnung mit dem Anderen gehe ich nie unverändert hervor. Weizsäcker bezieht diese Einsicht direkt auf die Arzt-Patienten-Begegnung: »Am wichtigsten scheint mir immer wieder, dass in einer umfassenden Therapie der Arzt selbst sich vom Patienten verändern lässt; dass er die Fülle aller Regungen, die von der Person des Kranken ausgehen, auf sich wirken lässt; dass er sich nicht einengt in das System der Diagnostik und der systematischen Krankheitseinheit; dass er nicht nur mit dem objektiveren Sinn des Sehens, sondern mit dem Ich und Du mehr verschmelzenden des Hörens, dass er mit allen seelischen Organen passiv empfänglich sei, nicht nur rezeptiv und dann reaktiv, sondern durch wirkliche Einschmelzung der eigenen Person [...]. In dieser langen und von Fall zu Fall immer neu dargebrachten Kette von Opfern und neuen Einsätzen der Persönlichkeit kann allein das im Arzte erzogen werden, was ihn befähigt, auch die Widerstände zu umfassen und das Wurfziel weit hinauszustecken über den Umkreis der objektiven Heilkunde.«[30] Die von Weizsäcker gefundene Formulierung der Transjektivität zur Bezeichnung des Spezifikums zwischenmenschlicher Begegnung weist die kantisch verstandene Objektivität für diesen Bereich zurück. Das Verstehen eines Menschen unterscheidet sich von der Gegenstandserkenntnis insofern, als es sich zwischen Subjekt und Subjekt oder – anders gesprochen – interpersonal ereignet. Dies ist mit dem Begriff »trans-jektiv« gemeint.

Die Notwendigkeit des Gespräches in der gelebten Arzt-Patienten-Beziehung

Wie anders könnte sich das transjektive Verstehen ereignen als im Gespräch, im Dialog von Arzt und Patient. Jede ärztliche Konsultation, jeder Sprechstundenbesuch stellt sich als eine solche Situation dar, in der ein Mensch sich selbst zur Sprache bringt. Weizsäcker beklagt jedoch, dass das Gespräch keinen selbstverständlichen Platz in der ärztlichen Praxis habe. »Im Krankensaal der Klinik gibt es kein ordentliches *Gespräch* mit dem Kranken; die Kurve regiert die Stunde. Im Gespräch steckt aber das Subjekt, die Seele der Sache.«[31] Auch außerhalb des Systems der Klinik, also in der Sprech-Stunde des niedergelassenen Arztes, sieht Weizsäcker die Stellung des Gespräches gefährdet. Auf die Bemerkung des Patienten »Ich bin krank«, erfolgen nicht selten unmittelbar die ersten Handgriffe zur organischen Untersuchung. »Beim guten Arzt folgt vielmehr nicht eine Untersuchung, sondern eine *Frage:* ›Wo fehlt es dir?‹ [...] Sie ist keine objektive Untersuchung, sondern eine Frage und konstituiert damit ein

---

30 VvW: Gesammelte Schriften V, 234, Anm. 3 (Kranker und Arzt 1928).
31 VvW: Gesammelte Schriften III, 9 – 10 (Vorwort zu Klinische Vorstellungen 1941).

Gespräch«.[32] Rainer-M.E. Jacobi führt dazu aus: »Diese Frage gilt den beklagten
Umständen der konkreten Person, sie nimmt auf eine biographische Szene
Bezug und konstituiert als Frage ein *Gespräch*. Im Vollzug dieses Gesprächs wird
der Zusammenhang jener Frage ›nach Art und Form des ärztlichen Wissens‹ mit
einer weiteren Frage deutlich, nämlich der nach dem ›Sinn der Krankheit‹,
näherhin nach dem biographischen Ort der Krankheit, der immer auch ein
sozialer und kultureller ist.«[33]

Deutlich scheint Weizsäcker die Bedeutung des Gespräches in der Begegnung
von Arzt und Patient bei seinem Heidelberger Lehrer Ludolf von Krehl aufge-
gangen zu sein.[34] Von ihm stammt das Diktum: »Krankheiten als solche gibt es
nicht, wir kennen nur kranke Menschen.«[35] Ein adäquater Umgang mit kranken
Menschen impliziert stets das Gespräch. Weizsäcker schreibt über Krehl: »Wenn
er behandelte, dann wurde gut untersucht und das Nötige verordnet. Dann aber
konnte es geschehen, dass das schwerste Gewicht in die Schale fiel: das Wort aus
dem Menschen zum Menschen, aus dem Zauber und – aus der Not des eignen
Menschseins, als Vollendung des Arzttums«.[36]

Zur Ambivalenz der Einfühlung

Die Begegnung von Arzt und Patient ist nicht schon hinreichend beschrieben als
Gespräch, in dem sich ein Einander-Verstehen ereignet. Im Anfang der Begegnung ist synchron mit der sprachlichen Äußerung oder ihr vorgängig auch das
Mit-leiden gegeben. Diese *compassio* hebt laut Weizsäcker mit der Einfühlung
an. Bevor die Partner jedoch jene Tiefendimension erreichen, die im Vollsinn die
Bezeichnung Sympathie verdient, d.h. die darin besteht, sich miteinander dem
in der Krankheitserfahrung hereinbrechenden Geschehen der Krise zu stellen,
bedarf es einer ersten Näherung. Diese passiert, indem der Patient an den Arzt
herantritt und dieser sich dem Patienten stellt, ihn in seiner Situation zu ver-
sehen versucht und so mit ihm »Fühlung« aufnimmt.

Weizsäcker ist sich durchaus der Ambivalenz der Einfühlung bewusst. So
wundert es nicht, dass sich dazu bei ihm widersprüchliche Aussagen finden:

---

32 VvW: Gesammelte Schriften V, 24 (Der Arzt und der Kranke: Die Kreatur 1926).
33 Jacobi, Rainer-M. E.: Neues Denken und neue Medizin. Zum geistesgeschichtlichen Kontext
    der Medizinischen Anthropologie Viktor von Weizsäckers, in: Evelyne Goodman-Thau
    (Hg.): Zeit und Welt. Denken zwischen Philosophie und Religion. Symposium zu Ehren von
    Reiner Wiehl. Heidelberg 2002, 218.
34 Ludolf (von) Krehl (1861 – 1937), Ordinarius für Innere Medizin und einer der Gründerväter
    der Psychosomatischen Medizin.
35 Krehl, Ludolf v.: Krankheitsform und Persönlichkeit. Leipzig 1929, 17.
36 VvW; Gesammelte Schriften I, 422 (Ludolf von Krehl Gedächtnisrede 1937).

»Auf weite Strecken sind wir [...] imstande, fremdes Unglück, etwa den Verlust des Kindes, der Gattin, auch wenn wir ihn selbst nie erlebt [haben], nachzufühlen.«[37] Und genauso: »Ein kranker Mensch ist für den Arzt also *letzten* Endes weder einfühlbar noch verstehbar, und ich muss überhaupt bestreiten, dass man als schmerzfreier den *Schmerz*, den wirklichen Schmerz des Kranken selbst [...] nachfühlen und verstehen kann.«[38] Die Spannung zwischen diesen beiden Äußerungen vermisst treffend den schmalen Grat, auf dem die Einfühlung sich hält. Einerseits gilt: Emotion, Imagination sowie die Fähigkeit die Befindlichkeit des Mitmenschen auf dem Hintergrund eigener Erfahrungen zu bedenken, ermöglichen es uns, die Situation des Anderen *nach*zuerleben. Andererseits bleibt diese Art der Einfühlung stets unter dem Vorzeichen des »nach«. Hinter der wirklichen Situation des anderen Menschen bleibt sie zurück. Jeder Arzt, der sich einfühlend verhält, dem aber diese Differenz entgeht, »verfälscht« in der Tat »ontologisch die Situation des Arztes zum Kranken«.[39] Drastisch formuliert Weizsäcker: »Wenn ich krank bin, ist das Mitleid der andern eine zweiseitige Erscheinung für mich: es kann mich trösten, aber auch beleidigen, beruhigen, aber auch erregen. Man fühlt unter Umständen durch, dass das Mitleid des im Besitze seiner Gesundheit Befindlichen für ihn eine Abschlagszahlung, eine Selbstbefriedigung, eine masochistische Schmerzlust oder einen frommen Augenaufschlag bedeuten *kann*.«[40] Während falsch verstandenes Mitleid die Leiden zu vermehren droht, geht mit der als dialogischen Umgang verstandenen Arzt-Patienten-Beziehung die Hoffnung einher: »Das Schwere soll leicht werden. Durch Sympathie, und das ist schon eine Halbierung der Last.«[41]

Wider die Kapitulation vor funktionalen Zwängen

Der Titel dieses Beitrags stellt nicht in Abrede, dass in der Medizin, zumal in einer hoch differenzierten und technisierten Medizin, Funktionalität sowohl eine Herausforderung als auch eine Notwendigkeit darstellt. Allein: die Heilkunst bleibt darauf verwiesen, sich beständig ihres Ursprungs zu erinnern, nämlich der Begegnung von Arzt und Patient. Dies bedeutet, dass alle Bestrebungen, den Medizinbetrieb neu zu organisieren und auch zu rationalisieren, letztlich daran gemessen werden müssen, welchen Raum sie dieser Grunddimension menschlicher Existenz geben.

---

37 VvW; Gesammelte Schriften V, 93–94 (Seelenbehandlung und Seelenführung 1926).
38 VvW: Gesammelte Schriften V, 192–193 (Über Medizinische Anthropologie 1927).
39 AaO 193.
40 VvW: Gesammelte Schriften VII, 101 (Euthanasie und Menschenversuche 1947).
41 VvW: Gesammelte Schriften IX, 578 (Der kranke Mensch 1950).

Somit liegt auf der Hand, dass die Frage nach den Rahmenbedingungen ärztlicher Praxis eine wichtige und legitime ist. Anders formuliert: die Frage nach dem Bedingungsgefüge, in denen die Arzt-Patienten-Beziehung sich ereignet, ist alles andere als unwesentlich. Betrachtet man das Engagement Weizsäckers in den Bereichen Arbeits- und Sozialmedizin, so wird deutlich, dass er um politische Kontexte ärztlichen Handelns wusste und ihre Mitgestaltung betrieb.

Aktuelle Indikatoren für schwierige und problematische äußere Rahmenbedingungen der Arzt-Patienten-Beziehung anzugeben, fällt nicht schwer: der Kostendruck im Gesundheitswesen, die Einführung der Abrechnung mittels Fallpauschalen, der knappe Personalschlüssel in Kliniken, die Zeitknappheit in der Praxis vieler niedergelassener Ärzte etc. Hinzu kommen die vermehrten ethischen Fragestellungen, ja Dilemma-Situationen u.a. infolge gewachsener therapeutischer Möglichkeiten. Zu nennen sind aber auch innere Faktoren wie ein überzüchtetes Anspruchsdenken mancher Patienten (»Der Arzt, die Medizin müssen mir ›das‹ – gemeint: meine Krankheit – wegmachen.« Oder: »Ich habe einen Anspruch auf Reparatur, habe schließlich jahrzehntelang Versicherungsbeiträge eingezahlt.«). Damit einher geht eine verbreitete Weigerung von Patienten, Krankheit als Krisis ihrer selbst zu begreifen und anzunehmen. Genauso gibt es nach wie vor genügend Mediziner, die eben die besondere Konstitution ihres Gegenübers »Mensch« ungenügend reflektieren und deren Praxis folglich anthropologisch gesehen laufend Defizite in konkreten Situationen aufweist. Die Problemanzeigen wären weitaus differenzierter und umfangreicher auszubreiten und zu analysieren, als dies hier möglich ist.

Vor diesem nur angerissenen Hintergrund könnte der Eindruck entstehen, das Nachdenken über die Arzt-Patienten-Beziehung bei Viktor von Weizsäcker bliebe letztlich eine romantische Atempause mit geringem Nährwert für die heutige ärztliche Praxis bzw. die Reflexion derselben. Auch wenn ich als Nicht-Mediziner den Taterweis schuldig bleibe, bin ich überzeugt, dass Weizsäckers Auseinandersetzung mit dem Thema von hoher aktueller Bedeutung ist. Ihm geht es in seinen Hinweisen nicht um ein kleinschrittig ausgearbeitetes Handlungskonzept, das heute möglicherweise so nicht mehr anwendbar wäre. Es geht ihm vielmehr um grundlegende anthropologische Einsichten und daraus resultierende Haltungen. Wem aber in diesem Sinne in der Befassung mit Viktor von Weizsäcker etwas aufgeht, oder wem frühere Einsichten aufgefrischt werden, jener Ärztin oder jenem Arzt werden ihre ärztliche Alltagswelt mit allen angedeuteten Problemen nicht genommen. Aber sie können sich ihr in gewandelter Form stellen. Ohne ungebührlich auf ein leicht erreichbares Kleinformat reduzieren zu wollen: bisweilen sind es Augenblicke, Gesten, Aufmerksamkeit an der rechten Stelle, durch die die Arzt-Patienten-Begegnung in ihre (menschliche) Würde kommen kann. Als Stichworte nenne ich: den Patienten informieren über das, was mit ihm geschieht, ihm ein Mindestmaß an Intimsphäre zugestehen. Diese Haltung einzunehmen, die den Patienten wie umgekehrt die Ärztin als Subjekt, als Mensch, als andere Freiheit erkennt und anerkennt, verursacht nicht unmittelbar Mehrkosten.

Daneben sehe ich eine Ernstnahme der Einsichten Weizsäckers jedoch heutzutage auch in der Entwicklung von Instrumentarien für ethisch schwierige Situationen in der Klinik. Hier gilt es abzusichern, dass die notwendige Reflexion und Abwägung im Diskurs erfolgt. Ich denke dabei zum Beispiel konkret an die Etablierung der so genannten ethischen Fallbesprechung. Im Rahmen dieses Konzeptes kommen alle an der Sorge um den Kranken Beteiligten ad hoc zu einem Gespräch zusammen. Es wird von einer Person moderiert, die selbst nicht in den Behandlungsprozess eingebunden ist. Diese Besprechung hat eine beratende und empfehlende Funktion für die in der Verantwortung stehenden Ärztinnen und Ärzte. Sie bezieht alle Mitarbeiterinnen und Mitarbeiter im Rahmen eines nach ethischen Kriterien strukturierten Dialoges in den Entscheidungsfindungsprozess ein. Um eine solche Entwicklung in Kliniken in Gang zu bringen und die Startphase zu begleiten, ist auch die Schulung der Moderatorinnen und Moderatoren notwendig.

Eine neue Hinwendung zum Thema Ethik im Krankenhaus steckt erst in den Anfängen. Ich bin jedoch überzeugt: die Thematik wird an Aktualität und Bedeutung in den nächsten Jahren gewinnen. Dabei geht es nicht um Moralisierungskampagnen. Es geht vielmehr um ein »Rehumanisierungsprojekt« oder eine anthropologische Erneuerung der Medizin. Die Ethik lebt wesentlich von anthropologischen Grundorientierungen, wie sie zum Beispiel im Denken Viktor von Weizsäckers entfaltet werden. Er selbst schenkte der medizinischen Ethik nur am Rande Aufmerksamkeit. Als Grund dafür führt der italienische Ethiker Sandro Spinsanti an: »Es genügt eben nicht, der Medizin die Moral hinzuzufügen, solange die Medizin weiterhin in ihrer festgefahrenen naturwissenschaftlichen Grundauffassung verbleibt und in ihrer Theorie und Praxis das spezifisch Menschliche ausschließt.«[42] In seinem Aufsatz »Gegenseitigkeit und Verantwortung. Viktor von Weizsäckers Beitrag zur medizinischen Ethik« spricht Jacobi im gleichen Sinne von einem kritischen Beitrag Weizsäckers zur ärztlichen Ethik.[43] Die ethische Grundfrage jedenfalls meldet sich genau in der Betrachtung der Beziehung Arzt-Patient. Es gehört gewissermaßen zur »Natur« von anthropologischen und weitergehend von ethischen Erwägungen, dass sie quer stehen zu einem Verhalten, das sich vornehmlich Nützlichkeits- und Funktionalitätserwägungen verpflichtet weiß.

---

42 Spinsanti, Sandro: Die medizinische Anthropologie Viktor von Weizsäckers: Ethische Folgen, in: Peter Hahn/Wolfgang Jacob (Hg.): Viktor von Weizsäcker zum 100. Geburtstag. Berlin 1987, 210–220, hier 213.
43 Vgl. Jacobi (2001) 276–279.

Christian Hick und Wilhelm Vermaasen

Ärztliche Kernkompetenzen explizit lehren: Der Ausbildungsbereich »Kommunikation – Wissenschaft – Ethik« im Modellstudiengang Medizin der Universität Witten/Herdecke[1]

Kompetenzorientierte Ausbildung

Durch die Neufassung der ärztlichen Approbationsordnung (ÄAppO) vom 27. Juni 2002 ist eine Modernisierung des Medizinstudiums angestrebt worden. Der neuen ÄAppO liegt jedoch auch weiterhin ein Ausbildungsverständnis zugrunde, das sich primär an einzelnen medizinischen Fachdisziplinen orientiert[2] – auch wenn der interdisziplinären Lehre ein größerer Bereich eingeräumt wird. Unbestritten ist es ein dringendes Erfordernis,[3] wie jetzt auch von der Approbationsordnung formuliert, »fächerübergreifendes Denken zu fördern«, »problemorientiert am Lehrgegenstand zu arbeiten« oder stärkeren Praxisbezug herzustellen.[4] Ob dies aber schon dadurch gelingen kann, dass neben einem Kanon von 21 medizinischen Fächern (und einem Wahlfach) 12 Querschnittsbereiche eingeführt werden – von denen sich zudem die meisten zwanglos *einer* medizinischen Fachdisziplin zuordnen lassen – scheint fraglich. Es ist zu befürchten, dass durch diesen Fächerkanon, ergänzt um die neuen Querschnittsbereiche, im Namen einer gut gemeinten »Ganzheitlichkeit« in der Medizinerausbildung lediglich der »Scheindruck« auf die Studierenden erhöht wird – ohne dass sich die Qualität der Ausbildung substantiell verbessert. Unserer Einschätzung nach ist es eher unwahrscheinlich, dass etwa die detailliert geregelte Anordnung einer interdisziplinären Prüfungsgemeinschaft nach § 27 (3) die starke Fachorientierung des Medizinstudiums aufbrechen und fächerübergreifendes Denken tatsächlich fördern kann.

---

1 Die Autoren danken der Boehringer Ingelheim Stiftung für die Unterstützung bei der Entwicklung des Ausbildungsbereiches »Kommunikation, Wissenschaft, Ethik«.
2 »Die Ausbildung soll grundlegende Kenntnisse, Fähigkeiten und Fertigkeiten in allen *Fächern* vermitteln, die für eine umfassende Gesundheitsversorgung der Bevölkerung erforderlich sind«; Approbationsordnung für Ärzte (2002) §1 (1) [kursiv von den Autoren].
3 Robert Bosch Stiftung: Das Arztbild der Zukunft. Analysen künftiger Anforderungen an den Arzt. Konsequenzen für die Ausbildung und Wege zu ihrer Reform. Gerlingen 1995.
4 Approbationsordnung für Ärzte, in: Bundesgesetzblatt I (2002) 2405-2435.

Die starre Ausrichtung der Medizinerausbildung an einem Kanon isolierter Einzelfächer, die auch in der neuen ÄAppO im Grundsatz noch fortbesteht, behindert die Entwicklung eines zeitgemäßen medizinischen Ausbildungsprogramms – zumal in einem Kontext stetig zunehmender Spezialisierung und Subspezialisierung. Zur Verbesserung der Qualität ärztlicher Versorgung scheint uns neben der sicher *auch* notwendigen Orientierung an einem Kanon medizinischer (Kern-)fächer eine zweite Blickrichtung erforderlich: die Betrachtung der *Kompetenzen*, über die ein künftiger Arzt verfügen sollte. Diese ärztlichen Kernkompetenzen müssen in den angestrebten *outcomes* des Medizincurriculums abgebildet werden, wenn die Ausbildung tatsächlich auf die ärztliche Praxis vorbereiten soll.[5]

Problembasiert, interdisziplinär, praxisnah und...?

Die von der neuen ÄAppO angestrebte zaghafte Neuorientierung in Richtung eines praxisorientierten, interdisziplinär-vernetzten und problembezogenen Studiums bleibt durch ihr Festhalten an einer Fachorientierung auf halbem Weg stehen, anstatt sich unmittelbarer an den für die ärztliche Praxis erforderlichen Kompetenzen zu orientieren.[6] Es kommt aber darauf an sicherzustellen, dass diejenigen ärztlichen Kompetenzbereiche im Studium explizit vermittelt werden, die selbst eine praxisorientierte, interdisziplinäre und problembezogene Ausbildung in der Regel *nicht* ausreichend berücksichtigt. Diese in der Medizinerausbildung bislang zu wenig gelehrten ärztlichen *Kernkompetenzen* lassen sich drei Bereichen zuordnen:

– *Kommunikative Kompetenz* als wesentliche Grundlage der Interaktion zwischen Arzt und Patient.
– *Wissenschaftliche Kompetenz* auf methodischem und wissenschaftstheoretischem Gebiet als Voraussetzung für ein reflektiertes Verständnis von wissenschaftlichem Fortschritt und Methodenpluralismus in der Medizin.
– *Orientierungskompetenz:* Vermittlung des ethischen, rechtlichen, historischen und anthropologischen Handlungskontextes der heutigen Medizin zur

---

5 Harden, Ronald/Crosby, J. R./Davis, Margery: Outcome-based education: Part 1 – An introduction to outcome-based education, in: Medical Teacher 21 (1999) 7–14. Zur kompetenzbasierten Curriculumsentwicklung: Smith, Stephen/Dollase, Richard: Outcome-based education: Part 2 – Planning, implementing and evaluating a competency-based curriculum, in: Medical Teacher 21 (1999) 15–22. Übersicht bei: Carraccio, Carol/Wolfsthal, Susan/Englander, Robert/Ferentz, Kevin/Martin, Christine: Shifting Paradigms: From Flexner to Competencies, in: Academic Medicine 77 (2002) 361–367; Harden, Ronald: Developments in outcome-based education, in: Medical Teacher 24 (2002) 117–120.

6 Perleth, Matthias: Ärztliche Basiskompetenzen: vernachlässigtes Ausbildungsziel im Medizinstudium?, in: Medizinische Klinik 93 (1998) 381–387.

Unterstützung einer am Bedürfnis des Patienten und seinem gesellschaftlichen und weltanschaulichen Kontext orientierten ärztlichen Tätigkeit.

Der im Jahr 2000 eingerichtete Modellstudiengang Medizin an der Universität Witten/Herdecke (UW/H) will dem oft beklagten Defizit im Bereich dieser drei ärztlichen Kernkompetenzen von Beginn des Studiums an mit drei in das Gesamtcurriculum integrierten studienbegleitenden Ausbildungssträngen begegnen: dem Ausbildungsbereich »Kommunikation – Wissenschaft – Ethik«. Die drei Ausbildungsstränge dieses Ausbildungsbereichs sind dabei nicht als »zweites Curriculum« angelegt. Die Ausbildungsinhalte werden vielmehr mit dem schon entwickelten Curriculum des Modellstudiengangs verflochten: integrierte Curricula. Als Ergebnis entsteht ein Gesamtcurriculum, das auch in diesen drei in der Regel nur unzureichend gelehrten Kompetenzbereichen eine Verbesserung der Ausbildungssituation erreichen kann. Im Folgenden skizzieren wir zunächst die curriculare Planung des Ausbildungsbereichs »Kommunikation – Wissenschaft – Ethik« für die ersten drei Studienjahre (2000–2002) im Modellstudiengang Medizin der UW/H.

Der Ausbildungsbereich »Kommunikation – Wissenschaft – Ethik« im Modellstudiengang Medizin

Einen orientierenden und schematischen Überblick des Modellstudiengangs[7] gibt Tabelle 1:

Tab. 1: Modellstudiengang Medizin UW/H: Schematische Kurzübersicht nach Studienjahren. POL = Problemorientiertes Lernen.

1. Jahr	POL: Bewegungsapparat, Verdauung, Stoffwechsel, Flüssigkeitshaushalt, Atmung, Kreislauf, Endokrinologie Lehrpraxenprogramm
2. Jahr	POL: Nerven- und Sinnessystem, Blut- und Immunsystem Integriertes Blockpraktikum Operative Fächer I Lehrpraxenprogramm
3. Jahr	POL: Sexualität und Fortpflanzung Integriertes Blockpraktikum Konservative Fächer I Blockpraktikum Neurologie und Psychiatrie Theoriezeit Konservative Fächer I / Neurologie und Psychiatrie Lehrpraxenprogramm

---

7 Zu den Details vgl. http://www.uni-wh.de/gesundheit/modellstudiengang-medizin/ (2.8. 2010).

(Fortsetzung)

4. Jahr	Blockpraktikum Gynäkologie und Pädiatrie
	Blockpraktikum Wahlpflichtfach
	Theoriezeit Gynäkologie und Pädiatrie
	Differentialdiagnostische Übungen
	Lehrpraxenprogramm
5. Jahr	Integriertes Blockpraktikum operative Fächer II
	Integriertes Blockpraktikum nicht-operative Fächer II
	Differentialdiagnostische Übungen
	Lehrpraxenprogramm
6. Jahr	Praktisches Jahr

Wichtigstes Ziel für die Implementierung der drei Ausbildungsstränge war es, die Veranstaltungen so weit wie möglich in das schon entwickelte und laufende Curriculum des Modellstudiengangs zu integrieren, vor allem in die mehrwöchigen klinischen Blockpraktika, die an der UW/H ein Kernelement des Medizinstudiums in den Studienjahren 2–5 darstellen (Tab. 1). Dabei haben wir uns an den folgenden inhaltlichen Vorgaben für die einzelnen Kompetenzfelder orientiert:

I.   Kommunikative Kompetenz

Zentrales Anliegen ist hier eine bewusstere Wahrnehmung des Gegenüber, der Umwelt und des eigenen Selbst, die interprofessionelle Kommunikation im Team sowie die angemessene Gestaltung der Beziehung zum kranken Menschen. An der UW/H bestehen langjährige Erfahrungen mit einer frühzeitigen Wahrnehmungsschulung im klinischen Kontext zu Beginn des Studiums (1. und 2. Semester). Diese Erfahrungen zeigen, dass die Entwicklung einer adäquaten zwischenmenschlichen Wahrnehmungsfähigkeit, die um ihre Beeinflussbarkeit durch Theorien, Urteile und Vorurteile weiß,[8] eine zentrale Voraussetzung für die erfolgreiche Gestaltung der späteren Arzt-Patienten-Kommunikation ist. In diesem Sinne war es für die Entwicklung des Ausbildungsstranges »Kommunikation« wichtig, die Ausbildungsinhalte nicht auf eine rein technische Kommunikationsschulung zu verkürzen, sondern schon die Voraussetzungen einer gelingenden Kommunikation – nämlich die Rezeptivität des Arztes für die

---

8 Hick, Christian: The art of perception: From the lifeworld to the medical gaze and back again, in: Medicine, Health Care and Philosophy 2 (1999) 129–140.

Perspektiven seines Patienten[9] – ausdrücklich zum Gegenstand der Ausbildung zu machen.

II. Wissenschaftliche Kompetenz

In diesem Ausbildungsstrang werden die Grundlagen wissenschaftlichen Denkens und Arbeitens für Klinik und Forschung vermittelt. Hierzu gehört als ein Schwerpunkt die frühzeitige Einführung in die Methoden der evidenzbasierten Medizin (EbM).[10] Die Studierenden sollen dazu befähigt werden, klinische Studien kritisch zu bewerten und das Problem der Anwendung wissenschaftlicher Erkenntnisse auf den individuellen Patienten zu reflektieren. Eine solche Einführung in die EbM ist, wie eine Auswertung der bisherigen Modellversuche gezeigt hat, deutlich effektiver, wenn sie schon zu Beginn des Studiums und nicht erst im Rahmen der Fort- oder Weiterbildung erfolgt,[11] möglichst nahtlos in die klinisch-praktische Ausbildung integriert ist,[12] und auf problem- und projektorientierte Lehrformen zurückgreift.[13]

III. Orientierungskompetenz

In den vergangenen Jahren ist wiederholt darauf hingewiesen worden, dass die Ausbildung von Ärztinnen und Ärzten in medizinischer Ethik verbessert werden muss und dass in Deutschland – im Vergleich zum europäischen und au-

---

9 Dörner, Klaus: Der gute Arzt. Stuttgart 2001, hier besonders: »Ärztliche Haltung in der Erstbegegnung«, 52–61.

10 Vgl. hierzu die Übersicht des EbM-Moduls dieses Ausbildungsstrangs sowie das EbM-Tutorial unter http://www.medizinalrat.de/Eb_Medicine/eb_medicine.html (3.8.2010).

11 Norman, Geoffrey/Shannon, Susan: Effectiveness of instruction in critical appraisal (evidence- based medicine) skills. A critical appraisal, in: Canadian Medical Association journal 158 (1998) 177–181; Elnicki, Michael/Halperin, Alan/Shockcor, William/Aronoff, Stephen: Multidisciplinary evidence-based medicine journal clubs: curriculum design and participants' reactions, in: The American journal of the medical sciences 317 (1999) 243–246.

12 Green, Michael: Graduate medical education training in clinical epidemiology, critical appraisal, and evidence-based medicine: a critical review of curricula, in: Academic Medicine 74 (1999) 686–694.

13 Eitel, Florian/Fischer, Martin/Steiner, S.: Evidenz-basierte Medizin in Aus-, Weiter- und Fortbildung, in: Martin Fischer/Werner Bartens (Hg.): Zwischen Erfahrung und Beweis. Medizinische Entscheidungen und Evidence-based Medicine. Bern 1999, 207–242; Helou, Antonius/Perleth, Mattias/Lühmann, Dagmar/Langenberg, C./Busse, Reinhard: Evidenzbasierte Medizin (EbM) erfolgreich praktizieren: Welche Kompetenzen sollte die medizinische Ausbildung vermitteln?, in: Medizinische Ausbildung 18 (2001) 31–37.

ßereuropäischen Ausland – ein mittlerweile erheblicher Entwicklungsrückstand besteht.[14]

In herkömmlichen Medizinstudiengängen findet sich jedoch hierfür nur wenig Raum. Der oft fehlende Praxisbezug der Ausbildung insgesamt verhindert eine praxisgerechte Ausbildung der ethischen Kompetenz der Studierenden. Der Modellstudiengang Medizin der Universität Witten/Herdecke dagegen bietet durch seine Praxiorientierung eine Vielzahl von Anknüpfungspunkten zur Förderung der Ausbildung von Orientierungskompetenz. Medizinethische Veranstaltungen können auf die Patientengeschichten des problemorientierten Lernens bezogen und in die klinischen Blockpraktika integriert werden, so dass die entstehenden Wertkonflikte unmittelbar in ihrem klinischen Kontext erlebt werden können. Eine solche kontinuierliche Integration der medizinethischen Lehre in den klinischen Unterricht ist auch deswegen wünschenswert, weil auf diese Weise die direkte Aufnahme und Verarbeitung studentischer Erfahrungen mit ethischen Problemen im Stationsalltag möglich ist. Solche Erfahrungen, z. B. zur realen Praxis der Patientenaufklärung oder zum Umgang mit Therapiebegrenzungsentscheidungen, die als »hidden curriculum«[15] die medizinische Ausbildung prägen, sind für die Entwicklung klinisch-ethischer Grundeinstellungen entscheidend.[16]

Ethische Probleme lassen sich jedoch nicht losgelöst von anthropologischen Grundannahmen zur menschlichen Existenz und dem historisch gewachsenen soziokulturellen Kontext der Medizin verstehen. Daher umfasst das Ausbildungsangebot in diesem Ausbildungsstrang auch Veranstaltungen zur Geschichte der Medizin, zur medizinischen Anthropologie und zu den medizinrechtlichen Rahmenbedingungen ärztlichen Handelns.

Implementierung

Die Veranstaltungen der drei Ausbildungsstränge sind als studienbegleitendes Wahlpflichtangebot konzipiert. Die Studierenden müssen im Laufe der sechs Jahre ihres Studiums aus jedem der drei Ausbildungsstränge (»Kommunikati-

---

14 Reiter-Theil, Stella/Hick, Christian: (K)ein Platz für Ethik im medizinischen Curriculum? Notwendigkeit und Formen der Vermittlung, in: Zeitschrift für medizinische Ethik 44 (1998) 3 – 13; Töpfer, Frank/Wiesing, Urban: Das britische core curriculum in Medizinethik und Medizinrecht – ein Vorbild für Deutschland?, in: Zeitschrift für medizinische Ethik 47 (2001) 421 – 431.

15 Hafferty, Frederic William/Franks, Ronald: The hidden curriculum, ethics teaching, and the structure of medical education, in: Academic Medicine 69 (1994) 861 – 871.

16 Hicks, Lisa/Lin, Yulia/Robertson, David/Robinson, Deborah/Woodrow, Sarah: Understanding the clinical dilemmas that shape medical students' ethical development: questionnaire survey and focus group study, in: British Medical Journal 322 (2001) 709 – 710.

on«, »Wissenschaft«, »Ethik«) jeweils 4 absolvierte Veranstaltungen nachweisen. Die Wahl der einzelnen Veranstaltungsmodule innerhalb jedes Ausbildungsstrangs ist frei. Die Veranstaltungen sind in der Regel projektorientiert und haben so weit wie möglich »Planspielcharakter«: Die Studierenden können selbst Erfahrungen in jedem dieser Bereiche machen und so von Kompetenzen nicht nur hören, sondern sie im praktischen Vollzug auch einüben und erwerben. Im Folgenden geben wir einen kurzen Überblick der für die ersten drei Jahre des Modellstudiengangs (2000–2002) realisierten Veranstaltungsformen und einen Ausblick auf die weitere Curriculumsplanung.

Kommunikative Kompetenz

Die Veranstaltungen zur Unterstützung der kommunikativen Kompetenz bauen im Laufe des Curriculums aufeinander auf (Tab. 2):

Tab. 2: Kerncurriculum Ausbildungsstrang Kommunikation

1. Jahr	Wahrnehmungspraktikum Arzt-Patienten-Kontakt Einführung in die Anamnesetechnik
2. Jahr	Simulationspatientenkontakt I Anamneseschulung I Selbsterfahrungs-/Encounter Gruppe Erfahrungsreflexion klinische Blöcke I
3. Jahr	Simulationspatientenkontakt II Erfahrungsreflexion klinische Blöcke II
4. Jahr	Anamneseschulung II Erfahrungsreflexion klinische Blöcke III
5. Jahr	Anamneseschulung III Erfahrungsreflexion klinische Blöcke IV
6. Jahr	Interprofessionelle Kommunikation (Trainee-Station) Erfahrungsreflexion klinische Blöcke V

Ausgehend von der Annahme, dass sich ärztliche »Kommunikation« nicht abstrakt und generisch lernen lässt, sondern nur in einem konkreten klinischen Zusammenhang, sind die Veranstaltungen an die klinischen Inhalte des Curriculums gekoppelt oder versuchen durch Rollenspiele und Simulationen gezielt klinische Situationen nachzuzeichnen. Im Einzelnen wurden für die ersten drei Jahre des Modellstudiengangs die folgenden Veranstaltungsformen implementiert:

(1)   Wahrnehmungspraktikum

Das im ersten Studienjahr gemeinsam mit Studierenden der Pflegewissen-
schaften und der Musiktherapie in einer kooperierenden Klinik durchgeführte
Wahrnehmungspraktikum soll dabei helfen – vor jeder professionellen Fixie-
rung – auf die eigene Wahrnehmung im Stationsalltag, am Krankenbett und in
der Situation mit Patienten, Angehörigen und Mitarbeitern zu achten. Die auf
Station gemachten Wahrnehmungen und Erfahrungen werden im Anschluss
daran gemeinsam mit den zuständigen Ärzten reflektiert. Ziel ist es, ein Gespür
dafür zu entwickeln, in welchem Maße die Wahrnehmung als erster Zugang zur
Patientenwirklichkeit von Vorannahmen, Prägungen, Erwartungen und Urteilen
beeinflusst ist.

(2)   Arzt-Patientenkontakt

Mit Bezug auf das erste Modul des Allgemeinarztpraktikums am Ende des ersten
Semesters erhalten die Studierenden in dieser Veranstaltung die Möglichkeit,
mit Hilfe von Rollenspielen die Besonderheiten der emotionalen Situation in der
Beziehung zwischen einem Kranken und seinem Arzt zu erleben. Die Studierenden können erfahren, welche Gefühle in dieser Beziehung entstehen können
(z. B. Angst, Traurigkeit, Scham, Ärger, Schuld) und welchen Einfluss diese
Gefühle auf den therapeutischen Kontakt mit dem Patienten haben.

(3)   Einführung in die Anamnesetechnik

Oft wird übersehen, dass die Anamnese eine der wichtigsten ärztlichen Ar-
beitstechniken ist – die aber ebenso erlernt werden muss wie andere Verfahren.
Hier bieten wir den Studierenden eine zweistufige Einführung: Ab dem 2. Semester erlernen sie zunächst Grundtechniken und Strukturierungshilfen. Darauf aufbauend werden im 3. Semester Hinweise zur Gestaltung der Anamneseerhebung bei speziellen Fragestellungen gegeben. Auch diese Techniken können
im begleitenden Allgemeinarztpraktikum geübt und gefestigt werden.

(4)   Simulationspatientenkontakt

Ab dem 3. Semester wird ein Simulationspatientenprogramm angeboten, bei dem gesunde Laien die Rollen von Patienten übernehmen.[17] Die Studierenden führen mit ihnen ein Anamnese- oder Aufklärungsgespräch, das gefilmt und aufgezeichnet wird. Die aufgezeichneten Gespräche werden unter der Leitung erfahrener Kliniker, Psychologen oder Kommunikationswissenschaftler in der Kursgruppe besprochen.

Das Programm ist zweistufig angelegt. In der ersten Phase im 3. Semester geht es um die Grundlagen der ärztlichen Gesprächsführung; im 5. Semester werden schwierigere Gesprächssituationen, z. B. Aufklärungsgespräche, geübt.

(5)   Klinische Anamneseschulung

Aufbauend auf dem Simulationspatientenprogramm können die Studierenden begleitend zu den klinischen Blockpraktika ab dem 4. Semester ihre Anamnese- und Gesprächstechnik auch im klinischen Kontext verbessern. Anhand von aufgezeichneten anamnestischen Patientengesprächen werden in einer anschließenden Auswertung die kommunikativen Prozesse auf ihre Stärken und Schwächen untersucht und Hinweise auf eine Optimierung der Gesprächsführung gegeben.

(6)   Erfahrungsreflexion klinische Blockpraktika

Ebenfalls begleitend zu den klinischen Blockpraktika und aufbauend auf einer Selbsterfahrungs-/Encounter Gruppe wird die Möglichkeit angeboten, die in den Blockpraktika gemachten Erfahrungen unter fachlicher Supervision in einer kleinen Gruppe zur Sprache zu bringen. Im Mittelpunkt stehen hier Fragen, die sich Medizinstudierende in der klinischen Ausbildung häufig stellen, die aber zumeist unbearbeitet bleiben: Wie werde ich dem Patienten gerecht? Was ist meine Rolle als Lernender in der Klinik? Wie gehe ich mit Verunsicherungen um?

---

17 Seitz, Jochen/Vermaasen, Wilhelm/Schikarski, Christian/Pfau, Bolko: Simulationspatientenkontakt an der Universität Witten/Herdecke, in: Medizinische Ausbildung 18 (2001) 177 – 180.

(7)   Interprofessionelle Kommunikation

Die immer wichtiger werdende und im Krankenhaus oft noch entwicklungsfä-
hige interprofessionelle Kommunikation kann an der UW/H unter besonderen
Voraussetzungen eingeübt werden, da an der medizinischen Fakultät neben
Medizinstudierenden auch Pflegewissenschaftler und Musiktherapeuten aus-
bildet werden. So werden Veranstaltungen zur Stärkung der kommunikativen
Kompetenz soweit möglich gemeinsam durchgeführt. Die Einrichtung einer
gemeinsamen Trainee-Station in einer kooperierenden Klinik, an der die Studierenden der Abschlusssemester der drei Studiengänge unter Supervision gemeinsam die Betreuung einer Station übernehmen können, ist geplant.

Wissenschaftliche Kompetenz

Die Veranstaltungen zur Stärkung der wissenschaftlichen und methodischen
Kompetenz der Studierenden betreffen drei Bereiche:

(1)   Einführung in die Techniken der evidenzbasierten Medizin (Tab. 3)

Für dieses Gebiet wurde in Zusammenarbeit mit dem Wissensnetzwerk *evid-
ence.de* der UW/H[18] ein durchgängiges Curriculum für Medizinstudierende
entwickelt, das stufenweise die für die spätere Praxis notwendigen Kenntnisse
und Fertigkeiten zum evidenzbasierten Arbeiten vermitteln soll.[19] Die Module
der ersten beiden Studienjahre sind jeweils an einen POL-Fall angekoppelt. So
geht es im Modul »Laieninformationen im Internet finden und bewerten« (2.
Sem.) beispielsweise darum, die im Internet für Patienten angebotenen Infor-
mationsquellen zum POL-Fall »Skoliose« vor allem auch im Selbsthilfebereich
kritisch zu sichten. Das Modul »Profi-Informationen« (3. Sem.) bezieht sich auf
einen POL-Fall zum Thema Asthma. Hier haben die Studierenden die Aufgabe,
nach entsprechender Einführung über Recherchen in medizinischen Daten-
banken Leitlinien zur Therapie des Asthma bronchiale zu finden und auf

---

18 http://www.evidence.de (3.8.2010)
19 Koneczny, Nik/Butzlaff, Martin/Vollmar, Horst/Floer, Bettina: EbM-Curriculum im Mo-
    dellstudiengang Medizin der Universität Witten/Herdecke, in: http://www.medizinalrat.de/
    EbM-Ausbildung/8semesteebm-ausbildung.html (3.8.2010); Koneczny, Nik/Hick, Christi-
    an/Siebachmayer, Martin/Floer, Bettina/Vollmar, Horst/Butzlaff, Martin: Evidenzbasierte
    Medizin: Eingebettet in die Ausbildung – Selbstverständlich in der Praxis? Das integrierte
    EbM-Curriculum im Modellstudiengang Medizin der Universität Witten/Herdecke, in:
    Zeitschrift für ärztliche Fortbildung und Qualitätssicherung 97 (2003) 295–300.

Empfehlungen zur Verbesserung der Compliance bei inhalativen Kortikoiden zu achten. Im klinischen Blockpraktikum Innere Medizin (5. und 6. Sem.) vergleichen die Studierenden die geübte Praxis auf Station mit dem Diskussionsstand in der medizinischen Literatur zu zwei ausgewählten Fragestellungen (Indikation zur Röntgen-Thoraxaufnahme und Beta-Blocker bei Herzinsuffizienz). Am Ende des Studiums sollen die Studierenden in der Lage sein, im Rahmen eines Praktikums bei der Entwicklung von Leitlinien mitzuarbeiten.

Tab. 3: EbM-Modul im Ausbildungsstrang »Wissenschaft«

1. Jahr	Internet-Basics: Browser, E-Mail, Suchmaschinen Laien-Informationen im Internet finden und bewerten. Beispiel: POL-Fall Skoliose. Wer bietet warum welche Informationen an?
2. Jahr	Profi-Informationen im Internet finden und bewerten.
3. Jahr	Evidenzbasierte Entscheidungsfindung: Theorie und Praxis in der Inneren Medizin
4. Jahr	Bewertung klinischer Studien (Critical Appraisal)
5. Jahr	Bewertung von Meta-Analysen, Health Technology Assessment
6. Jahr	Einsatz der EbM in der praktischen Arbeit, Leitlinien im klinischen Alltag Mitarbeit bei der Leitlinien-Entwicklung als Projekt

(2)   Wissenschaftstheoretische Grundlagen der Heilkunde

Das Ziel ärztlichen Handelns, die Gesundheit des Menschen, kann auf verschiedenen Wegen erreicht werden: neben der naturwissenschaftlichen Medizin lassen sich naturheilkundliche, homöopathische, anthroposophisch erweiterte Heilverfahren oder solche der traditionellen chinesischen Medizin einsetzen. Die Studierenden sollen daher im Laufe ihres Studiums erfahren können, auf welchen wissenschaftstheoretischen Grundannahmen die einzelnen medizinischen Richtungen aufbauen und nach welchen Kriterien sich die Heilerfolge der einzelnen Verfahren beurteilen lassen. Hierzu ist ein unmittelbarer Kontakt mit den Vertretern der einzelnen Therapierichtungen aber auch eine wissenschaftstheoretische Reflektion der verschiedenen Ansätze erforderlich, wie sie am Lehrstuhl für Theoriebildung in der Medizin der UW/H in Lehre und Forschung entwickelt wird.[20]

---

20 Matthiessen, Peter F.: Perspektivität und Paradigmenpluralismus in der Medizin, in: Brigitte Fuchs/Norbert Kobler-Fumasoli (Hg.): Hilft der Glaube? Münster 2002, 3–34.

(3)   Forschungspraktikum und Forschungsmethodologie

Die Studierenden des Modellstudiengangs müssen im Rahmen ihres Studiums ein (eng umgrenztes) Forschungsprojekt selbständig bearbeiten. Die hierfür notwendigen methodischen Grundlagen aus den Bereichen Biostatistik, qualitativer Methodologie und wissenschaftlichem Schreiben werden in einführenden Veranstaltungen vermittelt. Die Ergebnisse der während der Studienzeit angefertigten Projektarbeiten werden im Rahmen eines Forschungstages in der Fakultät vorgestellt. Das Forschungsprojekt kann dabei auch im Rahmen eines Praktikums bei einer Forschungseinrichtung durchgeführt werden.

Orientierungskompetenz

Einen Überblick der Veranstaltungen des Ausbildungsstrangs »Ethik, Recht, Geschichte«, die auf die Orientierungskompetenz der Studierenden zielen, gibt Tabelle 4:

Tab 4: Kerncurriculum Ausbildungsstrang »Ethik, Recht, Geschichte«. Zum Bezug auf die klinischen Ausbildungsblöcke vgl. Tab. 1.

	Medizinethik & Medizinrecht	Medizingeschichte & Medizinische Anthropologie
1. Jahr	Medizinethisches Argumentieren Medizinethische Kasuistik I	Quellenlektüre und thematische Seminare begleitend zu den POL-Fällen, z. B. Geschichte der Cholera
2. Jahr	Medizinethische Kasuistik II Patientenaufklärung	»Menschenversuche«: Die Geschichte des »informed consent« in Klinik und Forschung
3. Jahr	Therapiebegrenzung Zwangsbehandlung und Zwangsunterbringung	Geisteskranke zwischen Medizin und Polizei
4. Jahr	Pränatale genetische Diagnostik Neonatologische Intensivtherapie	Medizinische Anthropologie: Der Mensch als »nicht festgestelltes Wesen«
5. Jahr	Ressourcenallokation und Verteilungsgerechtigkeit	Geschichte des Gesundheitssystems
6. Jahr	Klinisch-ethische Fallbesprechungen	Medizinische Anthropologie: Mitleiden, eine ärztliche Tugend?

(1)   Klinische Ethik

Die Studierenden sollen am Ende des Studiums in der Lage sein, die im medizinischen Umfeld auftretenden ethischen Fragen zu erkennen und im kritischen Diskurs mit allen Beteiligten einer möglichst angemessenen Lösung zuzuführen. Daher versuchen die Veranstaltungen dieses Bereiches stufenweise aufeinander aufbauend die analytischen und argumentativen Kompetenzen der Studierenden auf ethischem Gebiet zu stärken.[21] In den ersten 3 Semestern werden die Grundlagen ethischen Argumentierens entwickelt und an die POL-Fälle angelehnte Kasuistiken bearbeitet. In den klinischen Blöcken ist die Arbeit an thematischen Schwerpunkten mit Bezug auf die jeweiligen Fachdisziplinen orientiert (vgl. Tab. 4). Diese thematischen Unterrichtsmodule werden als Projektarbeiten in enger Zusammenarbeit mit den Mitarbeitern der kooperierenden Kliniken durchgeführt. Im Modul »Patientenaufklärung« haben die Studierenden beispielsweise die Aufgabe, vier Patientenaufklärungsgespräche, an denen sie in der Klinik teilgenommen haben, in Form eines Gedächtnisprotokolls zu dokumentieren. Diese Protokolle werden anschließend zunächst in den Kliniken mit den unterrichtenden Ärzten nachbesprochen. In der auf den Block folgenden Theoriezeit können sodann die ethischen, rechtlichen und klinischen Aspekte der Patientenaufklärung mit Medizinrechtlern und Medizinethikern in einem größeren Kontext besprochen werden. Die von den Studierenden angefertigten Protokolle, die den Dozenten zur Verfügung stehen, dienen dabei als Ausgangspunkt der Diskussion, so dass der Bezug zur erlebten klinischen Wirklichkeit unmittelbar gegeben ist.

(2)   Medizinrecht

Die medizinrechtlichen Veranstaltungen beziehen sich zu Beginn des Studiums zunächst auf die allgemeinen rechtlichen Rahmenbedingungen der ärztlichen Tätigkeit: Begleitend zum Lehrpraxenprogramm werden die Grundlagen von Schweigepflicht und Datenschutz vermittelt sowie eine Einführung in das Kassenarztrecht gegeben. In den späteren klinischen Blöcken sind die medizinrechtlichen Curriculumsinhalte mit den medizinethischen thematisch verknüpft, so dass beispielsweise zum Thema Therapiebegrenzung die medizinethischen und die medizinrechtlichen Aspekte im Zusammenhang und in gegenseitigem Bezug aufeinander besprochen werden können (vgl. Tab. 4).

---

21 Vgl. hierzu auch Hick, Christian: Medizinethisches Argumentieren, in: ders. (Hg.): Klinische Ethik. Heidelberg 2007, 268–333.

(3)   Medizingeschichte und medizinische Anthropologie

Zur Stärkung der Orientierungskompetenz sind medizinethische Reflexionsfä-
higkeit und medizinrechtliches Hintergrundwissen allein jedoch nicht ausreichend. Gerade bei medizinethischen Kontroversen, die das Selbstverständnis
des Menschen betreffen, wie etwa der Zulässigkeit von Sterbehilfe oder von
Forschung an embryonalen Stammzellen, muss die Frage beantwortet werden,
welche Menschenbilder den jeweiligen Handlungsoptionen zugrunde liegen.
Hier können medizinische und philosophische Anthropologie ein auf die Medizin bezogenes »Nachdenken über den Menschen« unterstützen und so zur
Entwicklung eines reflektierteren ärztlichen Selbstverständnisses beitragen
(Themenbeispiele vgl. Tab. 4).
    Die Orientierung im soziokulturellen Kontext medizinischen Handelns wird
durch die Kenntnis und die kritische Bewertung der historischen Genese aktuell
praktizierter Medizin wesentlich erleichtert.[22] Zu ausgewählten, paradigmati-
schen Themenschwerpunkten sind daher medizinhistorische Themen in das
Curriculum integriert. Mit Bezug auf die POL-Fälle lassen sich vor allem im
Bereich der Geschichte der Infektionskrankheiten Anknüpfungspunkte finden,
die sozialgeschichtliche, wissenschaftshistorische und mentalitätsgeschichtli-
che Perspektiven auf die medizinische Wirklichkeit ermöglichen. Auch die klinischen Blockpraktika bieten medizinhistorische Anknüpfungspunkte, die über
den disziplingeschichtlichen Hintergrund hinaus Einblicke in die Wirklichkeit
vergangener Patientenwelten bieten können und so den Studierenden den historischen Hintergrund und damit die historische Bedingtheit und Relativität
ihrer späteren ärztlichen Praxis näher bringen (vgl. die Themen in Tab. 4; hier
sind natürlich auch andere Schwerpunktsetzungen mit exemplarischem Charakter denkbar).

Ergebnisse und Ausblick

Wie die ersten Ergebnisse der studentischen Evaluation zeigen, werden die
Veranstaltungen der drei Ausbildungsstränge als Wahlpflichtbereich gut ange-
nommen: Für die Gesamtbewertung der Veranstaltungen des ersten Semesters
(Sommersemester 2001), in dem Veranstaltungen für die ersten beiden Jahr-
gänge des Modellstudiengangs angeboten wurden (n = 128), wurde die Ge-
samtqualität der Veranstaltungen auf einer 9-stufigen Likert Skala (0 = sehr
schlecht, 9 = sehr gut) mit 7,1 ($\pm$ 1,48) bewertet. Auch die Integration der
Veranstaltungen der drei Ausbildungsstränge in das Gesamtcurriculum, scheint

---

22 Bergdolt, Klaus: Warum Medizingeschichte?, in: Deutsches Ärzteblatt 95 (1998) 812–816.

nach Einschätzung der Studierenden gelungen zu sein: die befragten Studierenden hielten die vermittelten Inhalte im Hinblick auf ihre spätere ärztliche Tätigkeit für sehr wichtig (7,9 ± 1,22), so dass ein möglicherweise zu befürchtender »Bruch« zwischen den klassischen fachmedizinischen Ausbildungsinhalten und den neuen Lehrinhalten hier von den Studierenden zumindest nicht wahrgenommen wird.

Für die weitere Entwicklung des Bereiches »Kommunikation – Wissenschaft – Ethik« in den Ausbildungsjahren 4 – 6 des Modellstudiengangs wird es insbesondere darum gehen, geeignete Evaluationsformen für die in diesem Bereich vermittelten ärztlichen Kernkompetenzen zu entwickeln. Ziel hierbei muss es sein, die für jeden Kompetenzbereich angemessene Prüfungsform zu entwickeln. Während kommunikative Kompetenzen in den klinischen OSCE-Prüfungen[23] des Modellstudiengangs und in den geplanten OSLER-Tests[24] in den klinischen Blöcken erfasst werden können, bieten sich für die Evaluation der wissenschaftlichen oder der ethisch-rechtlichen Kompetenz am ehesten Portfolio-Verfahren an.[25] Hierbei werden die von den Studierenden in den einzelnen Ausbildungsabschnitten angefertigten Projektarbeiten (»Werkproben«), beispielsweise die Videoaufzeichnung eines Simulationspatientenkontaktes als fakultätsinterne Prüfungsleistung und Voraussetzung der Zulassung zur staatlichen Abschlussprüfung gewertet.[26] Erst wenn es auf diese Weise gelingt die im Ausbildungsbereich »Kommunikation – Wissenschaft – Ethik« vermittelten Kompetenzen auch in den Prüfungsinhalten abzubilden, kann dieser Ausbildungsbereich im Curriculum auf Dauer das ihm zukommende Gewicht erhalten. In einem nächsten Schritt wäre dann zu untersuchen, inwieweit die explizite und studienbegleitende Ausbildung ärztlicher Kernkompetenzen auch tatsächlich zu einer verbesserten Patientenversorgung führt.

---

23 OSCE = Objective Structured Clinical Evaluation. Praxisorientierte Prüfungsform mit der in nachgebildeten klinischen Settings (»Stationen«) neben theoretischen auch praktische Kompetenzen und Fertigkeiten evaluiert werden können.

24 OSLER = Objective structured long examination record. 20 – 30 minütige, standardisierte Evaluation der klinischen Kompetenz am Krankenbett, vgl. Gleeson, F.: Assessment of clinical competence using the objective structured long examination record (OSLER), in: Medical Teacher 19 (1997) 7 – 14.

25 Snadden, David/Thomas, Mary: The use of portfolio learning in medical education, in: Medical Teacher 20 (1998) 192 – 199.

26 Davis, Margery/Friedman Ben-David, Miriam/Harden, Ronald/Howie, P./ Ker, J./McGhee, C./Pippard, M. J./Snadden, D.: Portfolio assessment in medical students' final examinations, in: Medical Teacher 23 (2001) 357 – 366.

Walter Bruchhausen und Heinz Schott

Begleitung auf dem Weg zum »guten Arzt«. Medizinethische Themen in der Bonner Lehre

Die Vermittlung eines ärztlichen Ethos stellt, wie schon der hippokratische Eid als Lehrvertrag am Anfang der medizinischen Ausbildung belegt, einen unabdingbaren Teil des Wegs zum Arzt dar. In allen medizinischen Traditionen der Welt geht es nicht nur um die Weitergabe der technischen Seite von Behandlungsmethoden, sondern immer auch um den Unterricht in ihrer richtigen – und das heißt auch moralisch angemessenen – Anwendung am Menschen, um den Umgang mit dem Patienten in seinen vielfältigen Bezügen. Mit der zunehmenden Spezialisierung der Medizin im 19. Jahrhundert wurde die Thematisierung der entsprechenden Fragen immer weniger als Aufgabe des gesamten Medizinstudiums verstanden, sie wurde vielmehr häufig an die Medizinhistoriker delegiert oder von ihnen übernommen, so etwa in teilweise höchst eigenwilliger Weise von Karl Friedrich Heinrich Marx (1796 – 1877)[1] in Göttingen oder Julius Pagel (1851 – 1912)[2] und Ernst Schweninger (1850 – 1924),[3] beide in Berlin. Während sich in Publikationen vor allem ärztliche Praktiker und Standesvertreter zur ärztlichen Ethik äußerten, wurden seit Beginn des 20. Jahrhunderts (freiwillige) Lehrangebote auch zur Medizinethik Bestandteile der neu entstehenden medizinhistorischen Institute.[4]

---

1 Z.B. Marx, Karl Friedrich Heinrich: Lassen oder Thun? Eine ärztliche Kunst- und Gewissensfrage. Göttingen 1872; ders.: Ärztlicher Katechismus. Ueber die Anforderungen an die Ärzte. Stuttgart 1876.
2 Pagel, Julius: Medicinische Deontologie. Ein kleiner Katechismus für angehende Praktiker. Berlin 1897.
3 Schweninger, Ernst: Der Arzt. Frankfurt/M. 1906.
4 Kästner, Ingrid: 100 Jahre institutionalisierte Medizingeschichte in Leipzig, in: Ortrun Riha (Hg.): 100 Jahre Karl-Sudhoff-Institut für Geschichte der Medizin und der Naturwissenschaften an der Universität Leipzig. Aachen 2006, 27 – 50, hier 28; Sigerist, H[enry] E.: Vom hippokratischen Eid zur deutschen ärztlichen Standesordnung, Sonderdruck aus: Deutsches Ärzteblatt (1931). Eher formal im Rahmen einer standeskundlichen Einführung: Diepgen, Paul: Die Heilkunde und der ärztliche Beruf. Eine Einführung. München 1938, 272 – 285 im Kapitel »Der Arzt im neuen Deutschland«, das – um die längeren nationalsozialistischen Passagen gekürzt – bei der zweiten Auflage von 1947 in das vorhergehende Kapitel integriert wurde.

In dieser Tradition steht auch das Bonner Medizinhistorische Institut. Seine Mitarbeiterinnen und Mitarbeiter hatten schon seit vielen Jahren auf freiwilliger Basis Vorlesungen, Vortragsreihen, Studientage, Tutorien, Wochenendworkshops und Seminare zu Fragen medizinischer Ethik für Hörer aller Fakultäten und – in Kooperation mit der Klinikseelsorge – zuletzt berufsethische Seminare für Medizinstudierende im Praktischen Jahr angeboten, bevor die Ärztliche Approbationsordnung 2003 nicht nur neue Chancen eröffnete, sondern auch das Ende alter Angebote der Beschäftigung mit der moralischen Dimension der Medizin mit sich brachte. Denn angesichts der nun obligatorischen Lehrveranstaltungen auch zu medizinethischen Themen in insgesamt fünf Semestern (s.u.) ließ die Nachfrage nach den freiwilligen, daher oft intensiveren Seminaren spürbar nach, und aufgrund der um ein Mehrfaches erhöhten Lehrbelastung im Pflichtunterricht konnten weitere fakultative Veranstaltungen nicht mehr regelmäßig im früheren Umfang angesetzt werden. Gegenüber älteren Überlegungen zur Platzierung und Gestaltung medizinethischer Themen im Medizinstudium[5] gab es teilweise unerwartete Bestimmungen des Gesetzgebers. Dazu gehört neben der Einstufung als Pflichtveranstaltung, Benotung der erbrachten Leistungen und Durchführung des Unterrichts in Kleingruppen im Hinblick auf die Neustrukturierung von Themengebieten die Einführung von Querschnittsbereichen statt neuer Einzelfächer.

Da sich das Studiendekanat der Bonner medizinischen Fakultät die Ausbildung zum »guten Arzt« als Ziel gesetzt hatte, wurde der ausdrückliche Auftrag der Approbationsordnung, auch die »geistigen, historischen und ethischen Grundlagen ärztlichen Verhaltens auf der Basis des aktuellen Forschungsstandes« zu vermitteln, an mehreren Stellen der neuen Studienordnung verankert. Wie die staatlichen und fakultären Vorgaben im Unterricht des Bonner Medizinhistorischen Instituts genutzt werden, um zur Ausbildung und Reflexion von ärztlichem Ethos bei den Medizinstudierenden beizutragen, soll im Folgenden dargestellt werden.[6]

---

5 Vgl. Frewer, Andreas (Hg.): Ethik im Studium der Humanmedizin. Lehrsituation und Reformperspektiven an deutschen Universitäten, Bd. 1–2. Erlangen 1993–1994.

6 Verschiedene andere medizinhistorische Institute haben ihre entsprechenden Lehrkonzepte u. a. im Themenheft »Ethik im Medizinstudium« der Zeitschrift für medizinische Ethik 50 (2004) publiziert: Engelhardt, Dietrich v.: Medizinische Ethik in der medizinischen Ausbildung. Das Lübecker Modell, 51–56; Maio, Giovanni/Buddeberg, Claus: Medizinethik als integrativer Teil des Curriculums. Das Zürcher Konzept, 57–60; Neitzke, Gerald: Ethik im Medizinstudium. Erfahrungen und innovative Entwicklungen an der Medizinischen Hochschule Hannover, 61–70; Neumann, Josef: Medizinethik für Studierende der Medizin an der Martin-Luther-Universität Halle-Wittenberg, 71–76; Richter, Gerd: Medizinethik im Studium. Bericht aus der Philipps-Universität Marburg, 77–81; Sponholz, Gerlinde/Baitsch, Helmut/Allert, Gebhard: Das Ulmer Modell der diskursiven Fallstudie. Entwicklungen und Perspektiven der Lehre in Ethik in der Medizin, 82–87; Wiesing, Urban: Die Lehre im

Praktikum der »Medizinischen Terminologie« im 1. Semester

Wenn Sprechen und damit Sprache einen so zentralen, auch moralisch relevanten Bestandteil der ärztlichen Tätigkeit darstellen, wie es Linus Geisler in
diesem Band aufweist, darf die verpflichtende Einführung in die medizinische
Fachsprache nicht auf das Sprechen über Moral und Werte der Medizin ver-
zichten. Denn die Artikulation und Versprachlichung ethischer Probleme hier
zu übergehen, würde bedeuten, den in der »Vorklinik« vor dem »Physikum« – so
bezeichnet trotz der in der Alltagspraxis gescheiterten Umbenennung in »Erster
Abschnitt der ärztlichen Prüfung« – ohnehin bestehenden Eindruck zu ver-
stärken, in der Medizin komme es letztlich nur auf anatomische Strukturen,
physiologische Vorgänge und biochemische Substanzen an – mit einem in
Lernaufwand und fachwissenschaftlicher Anforderung deutlich weniger anspruchsvollen Ausgleich durch Lehrveranstaltungen in Medizinischer Soziologie und Psychologie. Die Einsicht, dass Kompetenz im Sprechen über ethische
Aspekte genauso zur ärztlichen Qualifikation gehört wie etwa im Sprechen über
morphologische oder funktionelle Gegebenheiten, Defizite und ihre Behebung,
lässt sich gut dadurch fördern, dass beides als Selbstverständlichkeit innerhalb
der selben Unterrichtsstunde vermittelt wird.

In diesem Sinne geht es eben nicht nur um die wechselvollen Begriffsge-
schichten und Bedeutungsspektren von Entzündung, Infektion oder Tumor,
sondern auch die von Euthanasie und Eugenik. Nicht nur die potentielle Viel-
deutigkeit anatomischer oder klinischer Begriffe wie »caput« oder »Angina«
und die daraus resultierende Notwendigkeit, den Verwendungskontext zu berücksichtigen, muss angesprochen werden, sondern auch das vergleichbare, ja
noch größere Problem bei »Autonomie«. Und besonders wichtig ist die Erkenntnis, dass es mit dem Erlernen des Wortes allein nicht getan ist, sondern
dass seine richtige Verwendung, sein wirkliches Verständnis eine intensivere
Auseinandersetzung mit dem voraussetzt, was es bezeichnen soll. Hier wird ein
notwendiger Lernprozess sichtbar, der das ganze Medizinstudium durchzieht
und auch mit der anschließenden Weiterbildung nicht abgeschlossen werden
kann. Was für komplexe klinische Begriffe gilt, muss umso mehr für die zentralen ethischen Begriffe zutreffen: Was vertretbarer und was inakzeptabler
»Paternalismus« ist, bleibt dann eben nicht eine Frage eindeutiger, unumstöß-
licher Definitionen, sondern ändert sich – ebenso wie klinische Definitionen mit
neuem Wissen – mit neuen Einsichten und gesellschaftlichem Wandel. Damit
wird zugleich das verbreitete Vorurteil entkräftet, beim Reden über moralische
Fragen müsse völlige Beliebigkeit und das freie Spiel bloßer Meinungsäußerung

---

Querschnittsfach »Geschichte, Theorie und Ethik der Medizin« an der Medizinischen Fakultät
der Eberhard Karls Universität Tübingen, 88 – 91.

herrschen, oder noch direkter: die zugehörigen Lehrveranstaltungen seien »Laberfächer«. Denn wenn schon naturwissenschaftlich geprägte Kliniker bei Konsensus-Konferenzen aufgrund ihrer unterschiedlichen Erfahrungen und Anliegen ständig um gemeinsame Begriffsfüllungen ringen müssen, darf dies in ethischen Fragen ähnlich sein, ohne dass damit gleich die intellektuelle Ernsthaftigkeit anzuzweifeln ist.

Selbstverständlich können diese auch für gestandene Geisteswissenschaftler teilweise höchst anspruchsvollen Gesichtspunkte in den begrenzten Unterrichtsstunden für Terminologie nicht ausreichend behandelt werden. Aber das Gespräch mit jungen Assistenzärzten zeigt immer wieder einmal, dass hier im ersten Semester durch das Medizinhistorische Institut Problembewusstsein gebildet, Denkanstöße gegeben und neue Horizonte aufgeschlossen werden, die das Medizinstudium im Sinne einer Ausbildung von ärztlichem Ethos befruchten können. Dass es trotz einer Massenveranstaltung in Gruppen von 120 Studierenden der Bonner Terminologie-Kurs in der studentischen Evaluation 2009 auf Platz eins von 61 Pflichtfächern des Medizinstudiums gebracht hat, dürfte für dieses Konzept sprechen.

Querschnittsbereich »Geschichte, Theorie, Ethik der Medizin« im 1./2. klinischen Semester

Wie an den meisten anderen medizinischen Fakultäten wird auch in Bonn der Querschnittsbereich »Geschichte, Theorie, Ethik der Medizin« (GTE) dem Beginn des klinischen (»Zweiten«) Studienabschnitts zugewiesen, also in die klinisch-theoretischen Grundlagenfächer wie Pathologie, Klinische Chemie, Mikrobiologie und Immunologie, Pharmakologie, klinische Untersuchung oder Radiologie eingereiht. Das ist keine belanglose stundenplantechnische Vorgabe, sondern enthält eine spezifische Aufgabe – oder zumindest eine deutliche Begrenzung. In den genannten anderen Fächern der ersten beiden klinischen Semester geht es um grundlegende ärztliche Kenntnisse und Fertigkeiten, die in allen der späteren klinisch-praktischen Fächer – mal mehr, mal weniger – zum Tragen kommen. Anamneseerhebung und körperliche Untersuchung, Bildgebung, Infektionen, pathologische Laborwerte, Biopsien und Medikamente spielen in (fast) jedem ärztlichen Fachgebiet eine Rolle und sollten daher so weit wie irgend möglich als allgemeine Grundlagen und nicht als Spezialthemen oder gar ausschließlicher Bestandteil eines dieser Fachgebiete behandelt werden. Das gleiche lässt sich für GTE und damit auch für die Erarbeitung ethischer Kompetenzen sagen. Die Eröffnung grundlegender Perspektiven und die Übung von Reflexions- und Argumentationsfähigkeiten müssen hier die Ziele sein, nicht die möglichst vollständige Abarbeitung aller in den letzten Jahren diskutierten moralischen Einzelprobleme der verschiedenen klinischen Fächer. Selbstverständlich soll, ja muss GTE dabei exemplarisch arbeiten. Die in der Philosophie, aber auch medizinethischen Fachbeiträgen und -tagungen gängige moralphilosophische Erörterung der grundlegenden medizinethischen Fragen hat sich bei Medizinstudierenden, die solche verallgemeinernden Abstraktionen aus ihrem bisherigen Studium nicht gewohnt sind und auch nicht daraufhin ausgebildet werden sollen, weniger bewährt. Aber damit ist nicht die Kenntnis von allgemeinen Problemlagen und Konstellationen ausgeschlossen. Denn es macht schon einen Unterschied, ob ich die Regelungen in konkreten moralischen Streitpunkten lediglich als Ergebnis von jeweils spezifischen Pros und Contras oder als Aushandlung z. B. grundsätzlicher ärztlicher Anliegen und gesellschaftlich-ökonomischer Machtverhältnisse anspreche. Insofern kann am Anfang des klinischen Studiums der Unterricht in GTE das notwendige Bewusstsein für die Komplexität von Entscheidungsprozessen in medizinischem Alltag und Gesundheitswesen erweitern. Die Frage »Was genau darf ich, was darf ich nicht?« kommt früh genug, und ihre Beantwortung ändert sich mit neuer Rechtsprechung und Gesetzgebung durchaus, so dass ein tiefer gehendes Verständnis der Grundproblematik in diesem Studienabschnitt wichtiger als die Kenntnis aktueller Regelungen sein dürfte.

Aus all diesen Gründen sowie einigen wissenschaftstheoretischen und moralphilosophischen Erwägungen heraus[7] wird in Bonn im Querschnittsbereich GTE des 1. klinischen Semesters nicht zwischen medizinhistorischen, medizintheoretischen und medizinethischen Unterrichtseinheiten unterschieden. Für eine ahistorische und theoriefreie Ethik, eine »wertfreie« und ungeschichtliche Theorie oder eine theoretisch uninteressierte und nicht wertbezogene Geschichte scheint uns bei den Medizinstudierenden angesichts der praktischen und integrativen Zielsetzung ihrer Ausbildung und späteren Tätigkeit kein Bedarf zu bestehen. Ein paar Beispiele aus der Lehre sollen verdeutlichen, worin der Gewinn eines integrierten Unterrichts gegenüber einer formalisierten Ethik und Theorie bestehen kann.

Über die ethischen Lehren, die aus der Medizin im Nationalsozialismus gezogen wurden und zu ziehen sind, ist schon soviel geschrieben worden,[8] dass die ethische Relevanz ihrer Berücksichtigung im Unterricht nicht mehr zu be-

---

7 Dazu Bruchhausen, Walter: Medizin und Moral ohne Kontext. Die ethnomedizinische Kritik an der Bioethik, in: Ethik in der Medizin 13 (2001) 176 – 192.

8 U.a. Wiesemann, Claudia/Frewer, Andreas (Hg.): Medizin und Ethik im Zeichen von Auschwitz. 50 Jahre Nürnberger Ärzteprozeß. Erlangen 1996; Frewer, Andreas (Hg.): »Euthanasie« und die aktuelle Sterbehilfe-Debatte. Die historischen Hintergründe medizinischer Ethik. Frankfurt/M. 2000; Forsbach, Ralf (Hg.): Medizin im »Dritten Reich«. Humanexperimente, »Euthanasie« und die Debatten der Gegenwart. Hamburg 2006.

streiten ist. Auch professionspolitisch Profilierte, die Medizinethik als eigenes, vollkommen unabhängiges Fach zu etablieren suchen, beziehen sich in ihrem Unterricht nicht selten darauf. Insofern dürfte es im Hinblick auf die gesellschaftlichen und moralischen Kontroversen wie die Praxis des Unterrichts etwas realitätsfern sein, dass die medizinethischen Lehrziele der Akademie für Ethik in der Medizin e.V. von 2002[9] zwar bei der Lehre zur »Patientenautonomie«, als einzigem speziellem Lehrziel, u. a. ausdrücklich »historische [...] Grundlagen« vorsehen, was an das von Bruchhausen in diesem Band problematisierte Narrativ der Ablösung eines angeblich hippokratischen Paternalismus durch das Autonomie-Prinzip der Bioethik denken lässt, bei vielleicht noch stärker historisch belasteten Themen wie »Forschung am Menschen«, »Medizin und Fortpflanzung«, »Eugenik«, »Euthanasiedebatte« oder »Psychische Erkrankungen und geistige Behinderungen« hingegen nicht. Die deutschen Regelungen und Debatten zu Fragen wie der aktiven Sterbehilfe, der Sterilisation von und der Forschung an Nicht-Einwilligungsfähigen sind jedenfalls nur vor einem historischen Hintergrund wie etwa dem NS-Spielfilm »Ich klage an« zur Propagierung der »freiwilligen Euthanasie«, dem »Gesetz zur Verhütung des erbkranken Nachwuchses« oder den Versuchen an KZ-Häftlingen überhaupt angemessen zu verstehen und zu diskutieren.

Doch hohe aktuelle ethische Relevanz besteht auch bei der Behandlung weiter zurückliegender und selbst weniger prominenter Themen der Medizingeschichte. Die Formulierung des hippokratischen Ethos (mit seinen so verschiedenen philologischen und historischen Erklärungen) in einer Gesellschaft, die weitaus weniger Tötungshemmung als wir heute kannte, eingehend zu behandeln, kann für die möglichen Besonderheiten der Perspektive und Position einer Ärzteschaft in verschiedenen moralischen wie rechtlichen Fragen sensibilisieren – und das wohl eindrucksvoller als die Diskussion von aktuellen Meinungsumfragen zu Abtreibung oder aktiver Sterbehilfe.

Eine vertiefte Beschäftigung mit dem Thema »Medizin und Krieg« lässt nicht nur über geltende Bestimmungen zur Rolle von medizinischem Personal in kriegerischen Konflikten sprechen, sondern auch darüber, dass die Medizin in modernen Kriegen auf fundamentale – und überaus problematische – Weise in die Kriegsführung eingebunden war: Effektives ärztliches Handeln stand hierbei nur selten unter dem Banner der Neutralität, sondern war Teil von umfassenden politisch-militärischen Mobilisierungsbemühungen aller Ressourcen für den Kriegsgewinn.

Tuskegee-Syphilis-Studie und Contergan-Katastrophe stellen nicht nur Schlagwörter dar, um die Notwendigkeit von Regelungen für Forschung am

---

9 Biller-Andorno, Nikola/Neitzke, Gerald/Frewer, Andreas/Wiesemann, Claudia: Lehrziele »Medizinethik im Medizinstudium«, in: Ethik in der Medizin 15 (2003) 117–121.

Menschen und Arzneimittelzulassung zu belegen, sondern sind gerade durch ihren Facettenreichtum lehrreicher als Listen von Kriterienkatalogen für erlaubte und unabdingbare Maßnahmen. Die zentrale Bedeutung des Whistleblowers wird kaum überbietbar verdeutlicht, ebenso die Gefahr der »normativen Kraft des Faktischen« bei lange etablierten Verfahrensweisen und die Rolle der veröffentlichten Meinung.

Seminare in »Klinischer Ethik« im 4.–6. bzw. 5. klin. Semester

Neben der geschilderten Notwendigkeit, grundlegende und übergreifende Einsichten und Kompetenzen zu vermitteln, ist der klinische Kenntnisstand der Studierenden zu diesem Zeitpunkt ein ebenso entscheidender Grund, den Querschnittsbereich GTE im 1. klinischen Semester weniger spezialisiert auszurichten. Bei den Referaten von Studierenden, den Diskussionen, den Nachfragen in der Vorlesung zeigt sich immer wieder, an wie vielen Punkten die Vertrautheit mit den klinischen Fakten, Routinen und Rahmenbedingungen noch fehlt, um spezielle Probleme, etwa im Sinne der klinisch-ethischen Fallbesprechung, auf dem erforderlichen Niveau zu behandeln. Selbstverständlich kann man dies in jedem Fall zu kompensieren suchen, in dem man jeweils (wie ja auch im Modell der Fallbesprechung oder des problem-orientierten Lernens vorgesehen) zehn Minuten der Klärung medizinisch-fachlicher Fragen widmet. Doch dies ist im Hinblick auf die begrenzte Zeit für GTE arbeitsökonomisch wenig sinnvoll. Zudem lässt sich bezweifeln, ob Tutoren oder Dozenten in GTE immer besonders geeignet sind, die klinischen Aspekte, die sie sich zumeist selbst ohne entsprechende eigene berufliche Erfahrung nur angelesen haben, in dieser komprimierten Form didaktisch angemessen zu vermitteln. Denn schließlich kann, wie z. B. die Diskussion der Beobachtungen aus dem problem-orientierten Lernen allgemein zeigen, eine zu stark auf bestimmte Probleme fokussierte Einführung von medizinischem Stoff den systematischen, d.h. im Gesamtzusammenhang der jeweiligen Wissensbestände angesiedelten medizinischen Wissenserwerb auch beeinträchtigen.[10] Medizinisches Fachwissen und vor allem die nicht im formalisierten Lernen erwerbbare klinische Erfahrung, das persongebundene dispositionelle Wissen im Sinne von »Know-how« gegenüber einem bloßen »Know-that«, lassen sich – auch für Unterrichtszwecke – nicht einfach durch Einlesen substituieren. Integration von Aspekten sollte nicht über Deprofessionalisierung von Vermittlungskompetenzen laufen. Holz-

---

10 Vernon, D. T./Blake, R.L.: Does problem-based learning work? A meta-analysis of evaluative research, in: Academic Medicine 68 (1993) 550–563, hier 555–556 und 560 zur Erlangung von umfassendem Faktenwissen.

schnittartige Verzerrung komplexer klinischer Zusammenhänge ist immer ein zweischneidiges Unterrichtsmittel.

Deshalb war das Ziel der Bonner Studienordnung, die speziellen medizinethischen Themen möglichst nach oder innerhalb der Beschäftigung mit den entsprechenden klinischen Gebieten anzusiedeln. Da das dabei vielleicht wünschenswerte Modell einer Integration medizinethischer Unterrichtseinheiten in die Kurse der jeweiligen klinischen Fächer, wie es z. B. an manchen britischen Universitäten mit ihren wesentlich kleineren Jahrgängen seit Jahrzehnten besteht, aus organisatorischen und personellen Gründen nicht umsetzbar war, ist die medizinhistorische Beteiligung durch Einzelseminare zur »Klinischen Ethik« in jeweiligen Themenwochen eingeführt worden. In solchen Wochen, deren Pflicht-Veranstaltungen vom 3. bis 6. Semester am frühen Nachmittag stattfanden und somit auch während klinischer Blockkurse besucht werden konnten, trugen jeweils drei theoretische und klinische Fächer mit einer Vorlesung und drei Seminaren zur Beschäftigung mit dem Wochenthema bei. Klinische Ethik war dabei bisher in den Themenwochen Vergiftungen und Koma, angeborene Fehlbildungen, Entwicklungsstörungen, Alkoholismus, Demenz, Depression, Schwangerschaft und Grenzbereiche der Medizin vertreten. Aus organisatorischen Gründen, nämlich der Vermehrung von Blockpraktika, sind auch diese Seminare bei gleicher Stundenzahl inzwischen zu einem Block im 5. klinischen Semester zusammengezogen worden, aber weiterhin am studentischen Wissensstand in den klinischen Fächern orientiert.

Im Gegensatz zu »Geschichte, Theorie, Ethik der Medizin« ist hier in der »Klinischen Ethik« für die Dozenten nicht die Zugehörigkeit zu einem bestimmten Institut entscheidend, sondern – wie etwa auch in der interdisziplinären und interfakultären Arbeitsweise der Akademie für Ethik in der Medizin – die Beschäftigung mit diesem offenen Feld. Deshalb wird diese Lehrveranstaltung zwar vom Medizinhistorischen Institut koordiniert, die Dozenten kommen aber – teilweise als Lehrbeauftragte – aus Philosophie, Theologie, Jura, Medizin und Medizingeschichte. Es kommt stärker auf ihre didaktische Kompetenz (erworben z. B. durch Lehramtsausbildung, Krankenpflegeunterricht, Tätigkeit im Studiendekanat oder Erwachsenenbildung) und ihre einschlägige Beschäftigung (durch Forschungsprojekte, klinische Ethikberatung, Ethikkommission, klinische Erfahrung, berufliche Befassung) als auf administrative oder fachliche Zuordnung an. Die Resonanz bei den Studierenden auf diese Arbeit mit sachnahen und überdurchschnittlich motivierten Dozenten unterschiedlicher disziplinärer und institutioneller Hintergründe ist gut. Im Gegensatz dazu bekamen in »Geschichte, Theorie und Ethik der Medizin« fachfremde Dozenten von den Teilnehmenden weitaus schlechtere Bewertungen in den Evaluationen, so dass hier nur noch Lehrstuhlmitarbeiter eingesetzt werden.

Während also Konzept und Inhalte, Unterrichtsmethode und Dozenten gut akzeptiert wurden, blieben diese punktuellen Einzelveranstaltungen innerhalb von Themenwochen in der praktischen Verwirklichung für alle Seiten insgesamt unbefriedigend. Ständig wechselnde Dozenten machen die thematische Abstimmung mit den klinischen Fächern schwer und verhindern – verstärkt durch die großen zeitlichen Abstände zwischen den Themenwochen mit medizinhistorischer Beteiligung – aufeinander aufbauende Seminargespräche. Die Angabe vorbereitender Lektüre ist in einem solchen organisatorischen Rahmen kaum möglich und wäre auch völlig unüblich. Deshalb wurde die erwähnte Neuorganisation in einem engeren zeitlichen Zusammenhang, die aus anderen Gründen nötig geworden war, auch aus didaktischer Perspektive begrüßt.

Trotz der genannten und weiterer Einschränkungen bietet diese Veranstaltung die einmalige Chance, das ärztliche Ethos im Zusammenhang ärztlicher Aufgaben in Klinik, Praxis und Gesellschaft direkt anzusprechen. Die einleitende Wiederholung der elementaren Informationen zu Fragen am Lebensanfang und –ende, von Ethik allgemein und Patientenautonomie im Besonderen aus den früheren Lehrveranstaltungen erhöht die Chance ihrer langfristigen Verfügbarkeit und ermöglicht die manches Mal ernüchternde Erkenntnis, was von den ethischen Themen in Terminologie und GTE hängen geblieben ist. Die bereits in Zivildienst oder FSJ, Pflegepraktika und pflegerischen Aushilfstätigkeiten, Famulaturen, eigener Behandlung in Arztpraxis und Krankenhaus oder der von Angehörigen, klinischen Blockpraktika oder Rettungsdienst gemachten Erfahrungen können aufgegriffen werden. Viele daraus entstandene Fragen, die Studierende z. T. sichtlich beschäftigen, werden erstmals kompetent und in größeren Zusammenhängen besprochen. Hinzu kommen zahlreiche Anstöße und Informationen aus den Massenmedien, wie Arztserien, Berichte in Magazinen, spektakuläre Fälle, die in den meisten Diskussionen für genügend Bestätigung, Gegenbeispiele und weiter-, manchmal sicher auch wegführende Gedanken sorgen.

Ethische Themen in der Lehre anderer Kliniken und Institute

Es würde Selbstüberschätzung und Selbsttäuschung bedeuten, wenn sich ein einzelnes Institut in der Ausbildung von ärztlichem Ethos und ethischen Kompetenzen für alleine oder hauptsächlich verantwortlich hielte. Für das Ethos ist das Lernen am Vorbild, wie es klinische Lehrer bei Visiten, Untersuchungen und Eingriffen bieten sollten, und aus der eigenen Erfahrung ohnehin wahrscheinlich wichtiger als intellektuelle Korrekturen, aber auch für die ethischen Kompetenzen von Reflexion, Einfühlung, Kenntnis und Anwendung von Normen stellen die Lehrveranstaltungen, die in ihrem Namen auf Ethik abzielen, keineswegs den einzigen Ort dar, wo diese Fähigkeiten erworben werden können.

Die Arzt-Patienten-Beziehung war schon immer ein klassisches Thema von psychosomatischer Medizin und später Medizinischer Psychologie und Soziologie, so auch in Bonn. Das Interesse der Psychosomatik an der Arzt-Patient-Beziehung, ja die Grundlegung dieses Themas entstand – wie im Beitrag von Stefan Emondts dargestellt – mit ihrem Ausgangspunkt in der Medizinischen Anthropologie der Zwischenkriegszeit. Die psychologische und sozialwissenschaftliche Beschäftigung damit stammt noch aus den Zeiten, als man in Deutschland eher von den seinerzeitigen Leitwissenschaften Psychologie und Soziologie, nicht aber von der damals in den USA entstehenden Bioethik die Lösung der viel diskutierten Probleme in der modernen Medizin erwartete.[11] Wenn inzwischen die medizinethische Frage der Einwilligungsfähigkeit auch mit psychologischen Testverfahren untersucht wird[12] und ganz allgemein die Diskussion um eine »empirische Ethik« die Bedeutung humanwissenschaftlicher Ergebnisse für ethische Entscheidungen prüft,[13] belegt dies die Zugehörigkeit der Fächer Medizinische Soziologie und Psychologie zur ethischen Debatte und damit auch Lehre, sofern man Ethik nicht als (im Sinne analytischer Ethik) rein präskriptive Moralphilosophie reklamiert. Einschlägig neurowissenschaftlich, d.h. stark interdisziplinär forschende Psychologen und Philosophen bieten u.a. zur Debatte um die »Neuroethik« besonders kompetenten Unterricht.

Da sich im Lehrkörper medizinischer Fakultäten die größte juristische Expertise zumeist in der Rechtsmedizin findet, nicht selten mit Doppelstudium und -promotion, werden primär rechtliche Fragen aus dem medizinethischen Themengebiet auch dort gelehrt. In Bonn behandeln Vorlesung und Seminar in Rechtsmedizin aus dem breiten Themenspektrum des Medizinrechts vor allem Rechte und Pflichten aus dem Arzt-Patienten-Vertrag, insbesondere Aufklärung und Dokumentation, sowie Behandlungsfehler, neuerdings auch durch ein eigenes, deutschlandweit einmaliges Institut für Patientensicherheit.

Ein eigener, verpflichtender Kurs in »Kommunikation und Gesprächsführung« wird in Bonn von der Gynäkologischen Psychosomatik durchgeführt, weil sich aus dem Bedarf an oftmals schwierigen Beratungen in Gynäkologie und Geburtshilfe hier eine besondere Expertise entwickelt hat und entsprechend kompetente Beraterinnen als Dozentinnen zur Verfügung stehen.

Dass derselbe Gegenstand, nämlich die Arzt-Patienten-Beziehung, damit unter so verschiedenen Blickwinkeln wie soziologischen, psychologischen,

---

11 Vgl. Baier, Horst: Benötigen wir eine Ethik der Medizin?, in: Ludwig Bress (Hg.): Medizin und Gesellschaft. Ethik – Ökonomie – Ökologie. Berlin 1987, 131–147.
12 Vgl. Vollmann, Jochen: Patientenselbstbestimmung und Selbstbestimmungsfähigkeit. Beiträge zur klinischen Ethik. Stuttgart 2008, 73–83.
13 Vgl. Strech, Daniel: Evidenz-basierte Ethik. Zwischen impliziter Normativität und unzureichender Praktikabilität, in: Ethik in der Medizin 20 (2008) 274–286; Themenheft »Medizinethik und Empirie«, Ethik in der Medizin 21 (2009) 183–269.

rechtlichen, organisatorischen, kommunikationspraktischen, historischen, anthropologischen und moralphilosophischen gelehrt wird, ist keineswegs eine unliebsame Überschneidung. Vielmehr werden eben dadurch, dass sich kein Fach eine Deutungshoheit anmaßen kann, die trotz aller institutionellen und gesellschaftlichen Einflüsse noch immer zentrale Bedeutung dieser idealtypischen intersubjektiven Dyade für die Medizin wie auch die Vielfalt ihrer Dimensionen angemessen deutlich.

Auch der gesellschaftlich stark diskutierte Bereich ethischer Fragen am Lebensende muss nicht nur in GTE und Klinischer Ethik, sondern kann auch in klinisch-praktischen Fächern auf hohem Niveau angesprochen werden. Da Bonn über den bundesweit ersten Lehrstuhl für Palliativmedizin verfügte, ließen sich die oftmals von wenig praxiserfahrenen Dozenten unterrichteten Themenbereiche ärztlicher und interdisziplinärer Sterbebegleitung, Umgang mit Patientenverfügung sowie Therapiebegrenzung/Therapiezielverlagerung durch entsprechende Ärzte mit unmittelbarer Erfahrung und umfassender Expertise in palliativmedizinischen Vorlesungen und Seminaren abdecken. Gegenüber den oftmals konstruiert wirkenden »Papierfällen«, bei deren realer Grundlage medizinethisch tätige Mitarbeiter zumeist nur punktuell als Berater, aber nicht im ganzen Prozess als Verantwortliche beteiligt waren, lässt sich im Unterricht durch Palliativmediziner, die bei der akademischen Etablierung ihres Faches auch humanwissenschaftliche und ethische Fragen intensiv reflektieren, eine deutlich höhere Authentizität erzielen, was auch bei manches Mal skeptischen Studierenden ankommt.

Selbstverständlich wäre die regelmäßige Einbeziehung von Klinikern in die medizinethische Lehre wünschenswert. Ihr sind jedoch gerade durch den inzwischen obligatorischen Kleingruppenunterricht enge Grenzen gesetzt. Kliniker für einen Vortrag, eine Patienten- oder Fallvorstellung in einer Vorlesungsstunde oder die entsprechende einzelne Sitzung eines freiwilligen Seminars zu gewinnen, mag noch möglich sein. Für sechs bis sieben Kleingruppen-Sitzungen in einer Woche Besuch von klinischer Seite zu ermöglichen, und das jedes Semester, bleibt allerdings utopisch. Wenn schon in der personell und finanziell weit besser ausgestatteten Medizinerausbildung der USA die Beurteilung gängig ist, dass personalintensive Formen von Kleingruppenunterricht bei Jahrgängen von mehr als hundert Medizinstudierenden nicht finanzierbar seien,[14] erübrigen sich manche Pläne für deutsche medizinische Fakultäten als reines Wunschdenken.

---

14 Albanese, M./Mitchell, S.: Problem-based learning. A review of literature on its outcomes and implementation issues, in: Academic Medicine 68 (1993) 52–81.

Der Weg zum »guten Arzt«

Es dürfte Einigkeit darüber bestehen, dass ärztliches Ethos nicht das bloße Produkt systematischer Indoktrination in eigens geschaffenen Lehrveranstaltungen sein kann. Es muss vielmehr einen langwierigen Reifungsprozess aus unterschiedlichen Quellen darstellen. Dann aber ist die beschriebene vielfältige zeitliche und disziplinäre Verortung von Themen ärztlicher Ethik im Bonner Medizinstudium gerade kein Mangel, sondern eine Chance zur Ausbildung einer moralisch sensibilisierten und reflektierten ärztlichen Identität. Da viele und wichtige dieser Quellen außermedizinischer Herkunft sind, nämlich Bereichen wie Religion oder humanistischer Weltanschauung, intellektuellem, musischem und gesellschaftlichem Engagement entspringen, sind Unterrichtsveranstaltungen, die auch kognitiv Bezüge zu diesen Bereichen herstellen, von großer Bedeutung. Wenn die integrierte Arztpersönlichkeit und nicht vorrangig die Orientierung an tagesaktuellen Normierungen das Ziel sein soll, führt an den *Medical Humanities* im Medizinstudium kein Weg vorbei, erst recht nicht der Weg zum »guten Arzt«.

Zu den Autoren

Walter Bruchhausen, Priv.-Doz. Dr. med., Dipl. Theol., M.Phil., ist Oberassistent am Medizinhistorischen Institut der Universität Bonn. Studium der Medizin, Theologie, Philosophy of Medicine/Health Care Ethics und Ethnologie in Bonn, Würzburg und Glasgow. Ärztliche Tätigkeit in Chirurgie, Not- und Wiederaufbauhilfe und Allgemeinmedizin. Medizinhistorische und ethnomedizinische Feld- und Archivforschung zum medizinischen Pluralismus in Ostafrika, darüber Habilitation für »Geschichte, Anthropologie und Ethik der Medizin« in Bonn; Arbeiten zur Medizin in der Globalisierung, zur Theorie und interkulturellen Dimension der Medizinethik, zu Beziehungen zwischen Religion und Medizin sowie zur rheinischen Medizingeschichte.

Stefan Emondts, Dr. theol., ist selbständiger Unternehmens- und Organisationsberater sowie Coach und Trainer, trainicon Dr. Emondts & Witteler GbR, Köln/Brilon. Studium der Theologie und Philosophie in Bonn, Freiburg im Breisgau und Abidjan/Elfenbeinküste; Dissertation »Menschwerden in Beziehung. Eine religionsphilosophische Untersuchung der medizinischen Anthropologie Viktor von Weizsäckers«. Seelsorgedienst im Bistum Aachen und im Erzbistum Freiburg; Leiter der Aus- und Fortbildung und später Führungskraft für den Gesamtbereich pastorales Personal im Bistum Aachen; Weiterbildungen in Organisationsentwicklung und Supervision in Köln, München und Vorarlberg. Arbeitsschwerpunkte u. a.: Organisationsentwicklung, Personalauswahl und -entwicklung, Moderation, Führungsethik und Ethikberatung.

Linus Geisler, Prof. Dr. med., Chefarzt der Medizinischen Klinik am St. Barbara-Hospital Gladbeck von 1976 – 1999, apl. Professor an der Universität Bonn, Facharzt für Innere Medizin. Professor an der Universität Gießen von 1970 – 1973, anschließend Wissenschaftlicher Rat und Professor an der Universität Bonn von 1973 – 1976. Mitglied der Ethik-Kommission der Ärztekammer Nordrhein bis 2006, Sachverständiger der Enquête-Kommissionen des Deutschen Bundestages »Recht und Ethik der modernen Medizin« 2000 – 2002 und

»Ethik und Recht der modernen Medizin« 2003–2005; Arbeitsgebiete: Bioethische Zeitfragen, Arzt-Patient-Kommunikation, Innere Medizin.

Christian Hick, Dr. med., M.A., Studium von Medizin und Philosophie an den
Universitäten von Mainz, Köln und Dijon, ist Wissenschaftlicher Mitarbeiter am
Institut für Geschichte und Ethik der Medizin der Universität zu Köln. 2000–
2002 Entwicklung eines Curriculums für den Ausbildungsbereich »Kommunikation, Wissenschaft, Ethik« im Modellstudiengang Medizin der Universität
Witten/Herdecke, seit 2003 wissenschaftlicher Mitarbeiter für das Ethik-Konsil
der Universitätskliniken Köln. Forschungsschwerpunkte: Ethik und ethische
Beratung im klinischen Alltag, Vermittlung von Medizinethik in den Gesund-
heitsberufen, philosophische Grundlagen der Medizinethik, Gesundheitskon-
zeptionen in Geschichte und Gegenwart. Neueste Buchveröffentlichung: Klinische Ethik. Heidelberg 2007.

Hans-Georg Hofer, Priv.-Doz. Dr. phil., ist Wissenschaftlicher Mitarbeiter am
Medizinhistorischen Institut der Universität Bonn und war zuvor in gleicher
Funktion an der Universität Freiburg im Breisgau tätig. Studium der Geschichte
und Geographie an der Universität Graz, dort auch Promotion mit einer Arbeit
über die österreichische Psychiatrie im Umfeld des Ersten Weltkriegs. Fellow-
ships in Wien, Manchester und Durham; Forschungsprojekte und daraus her-
vorgehende Publikationen zur Medizin im Nationalsozialismus, zur Kulturgeschichte der Alternsforschung und der Endokrinologie (Habilitationsprojekt)
sowie zur Zeitgeschichte der Medizin mit Schwerpunkt auf die 1950er und
1960er Jahre.

Karen Nolte, Priv.-Doz. Dr. phil., ist Assistentin am Institut für Geschichte der
Medizin der Universität Würzburg. Ausbildung in Krankenpflege in Celle,
Studium von Geschichte, Kulturanthropologie und Soziologie in Göttingen,
Promotion an der Universität Kassel mit einer alltags- und psychiatriehistori-
schen Studie zur weiblichen Hysterie um 1900. Publikationen zur Geschlech-
tergeschichte, Geschichte der Psychiatrie, medizinischen Ethik, Frauenheil-
kunde und Krankenpflege im 19. Jahrhundert. Habilitationsprojekt zum Thema
»Alltagsgeschichte medizinischer Ethik – Umgang mit Schwerkranken und
Sterbenden im 19. Jahrhundert«; aktuelle Forschungen zur ambulanten ärztlichen Krankenversorgung um 1800.

Andreas-Holger Maehle, Prof. Dr. med., PhD, ist Professor für Geschichte der
Medizin und Medizinische Ethik an der Universität Durham (England), wo er
das Centre for the History of Medicine and Disease leitet. Studium der Medizin
und Promotion in Bonn, Assistententätigkeit und Habilitation für Geschichte

der Medizin in Göttingen, Research Fellow und Zweitpromotion am Wellcome Institute for the History of Medicine in London. Publikationen zur Geschichte des Tierversuchs, der Pharmakologie und Toxikologie sowie der medizinischen Ethik. Neueste Buchveröffentlichung: Doctors, Honour and the Law: Medical Ethics in Imperial Germany. Basingstoke 2009.

Stefan Schulz, Dr. med., ist Privatdozent für Geschichte und Ethik in der Medizin an der Abteilung für Medizinische Ethik und Geschichte der Medizin und Leiter der Medizinhistorischen Sammlung der Ruhr-Universität Bochum sowie koordinierender Fachvertreter für Geschichte und Ethik der Medizin im Modellstudiengang Medizin der RUB; Studium der Medizin und Philosophie in Bochum und Essen, berufliche Ausbildung in Bochum und Zürich. Arbeitsschwerpunkte: Geschichte der Ethik in der Medizin und der Medizintechnik, 18. bis frühes 20. Jh.; Didaktik der Medizin; Medizinhistorische Museologie; Ausstellungen zu medizinhistorischen und medizinethischen Themen.

Heinz Schott, Prof. Dr. med. Dr. phil., ist Professor für Geschichte der Medizin und Direktor des Medizinhistorischen Instituts der Universität Bonn; Mitglied der Deutschen Akademie der Naturforscher Leopoldina; Studium der Medizin und Philosophie in Heidelberg, München und Glasgow; anschließend wissenschaftlicher Assistent und apl. Professor am Institut für Geschichte der Medizin der Universität Freiburg in Breisgau. Arbeitsschwerpunkte: Geschichte der Psychotherapie, Psychiatrie, psychosomatischen Medizin, Medizinischen Anthropologie und des Mesmerismus; Magia naturalis in Medizin und Naturforschung seit der Frühen Neuzeit.

Wilhelm Vermaasen, Dr. med. ist Facharzt für Neurologie und für Allgemeinmedizin. Nach dem Studium der Medizin an der Universität Witten/Herdecke und der Weiterbildung zum Neurologen u. a. in Wuppertal und Herdecke, war er von 1999 bis 2002 Prodekan für Lehre an der Universität Witten/Herdecke, wo während seiner Tätigkeit erstmals ein grundlegender Modellstudiengang mit eigener Prüfungsordnung inklusive universitätseigenem Prüfungswesen realisiert wurde. Seit 2005 ist er nach einer zweiten Weiterbildungsphase zum Allgemeinmediziner als Hausarzt in Bochum niedergelassen.

Personenregister

Orts- und Sachregister